REIKI Para INICIANTES

Dominando Técnicas Naturais de Cura

DAVID VENNELLS

Reiki Para Iniciantes

Dominando Técnicas Naturais de Cura

Tradução:
Fabíola Cardoso

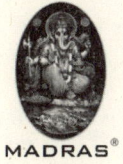

Publicado originalmente em inglês sob o título *Reiki for Beginners – Mastering Natural Healing Techniques*, por Llewellyn Publications Woodbury, MN 55125, USA, <www.llewellyn.com>.
© 1999, David F. Vennells.
Direitos de edição e tradução para todos os países de língua portuguesa.
Tradução autorizada do inglês.
© 2021, Madras Editora Ltda.

Editor:
Wagner Veneziani Costa

Produção e Capa:
Equipe Técnica Madras

Ilustrações Internas:
Carrie Westfall

Tradução:
Fabíola Cardoso

Revisão da Tradução:
Bianca Rocha

Revisão:
Maria Cristina Scomparini
Neuza Rosa
Francisco Jean Siqueira Diniz

Dados Internacionais de Catalogação na Publicação (CIP)
(Câmara Brasileira do Livro, SP, Brasil)

Vennells, David
   Reiki para iniciantes : dominando técnicas naturais de cura / David Vennells ; tradução Fabíola Cardoso. -- São Paulo : Madras, 2021. 4ª ed.

   Título original: Reiki for beginners : mastering natural healing techniques.

   ISBN 978-85-370-0887-4

   1. Cura pela mente 2. Reiki (Sistema de cura) I. Título.

13-12731   CDD-615.852

Índices para catálogo sistemático:
1. Reiki : Sistema universal de cura 615.852

É proibida a reprodução total ou parcial desta obra, de qualquer forma ou por qualquer meio eletrônico, mecânico, inclusive por meio de processos xerográficos, incluindo ainda o uso da internet, sem a permissão expressa da Madras Editora, na pessoa de seu editor (Lei nº 9.610, de 19.2.98).

Todos os direitos desta edição, em língua portuguesa, reservados pela

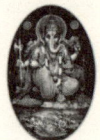

MADRAS EDITORA LTDA.
Rua Paulo Gonçalves, 88 – Santana
CEP: 02403-020 – São Paulo/SP
Caixa Postal: 12183 – CEP: 02013-970
Tel.: (11) 2281-5555 – **www.madras.com.br**

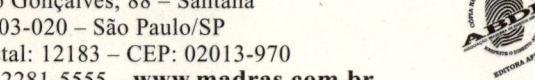

Agradecimentos

Agradecimento especial ao dr. Mikao Usui, pelo seu dom de cura para o interior e além. Também, ao dr. Chujiro Hayashi e a sra. Hawayo Takata, por terem trazido o Reiki para o Ocidente e o ajudado a florescer.

Muito, muito obrigado aos meus pais, pelo constante amor e apoio.

Também agradeço aos Mestres de Reiki Carlyn Clay e Padma O'Gara, por seus exemplos inspiradores; a Mary Macintosh e Beryl Vale, pela grande bondade ao me introduzirem ao Reiki.

Agradecimentos sinceros às seguintes pessoas que me ajudaram de diversas formas: minhas irmãs Paula e Clare e suas famílias; meus padrinhos May, Jimmy e James; os amigos Greg, Paul e Paul; Kelsang Tubchen, Sam e todos aqueles que contribuíram para a produção deste livro.

Além disso, um agradecimento especial a todos aqueles que cuidaram de mim e me ensinaram, especialmente ao Venerável Geshe Kelsang Gyatso Rinpoche e a Kelsang Khyenrab, por seus ensinamentos e bênçãos especiais.

Ainda que a Terra e o homem tivessem acabado
E sóis e universos deixassem de existir
E tu fosses deixado sozinho
Toda a existência existiria em ti.

– Emily Brontë

Apenas por hoje, não se preocupe...
Apenas por hoje, não sinta raiva...
Honre seus pais, seus professores e os idosos...
Ganhe sua vida honestamente...
Mostre gratidão por todos os seres vivos.

– Os Cincos Princípios do Reiki

Por que Aprender Reiki?

Reiki é um sistema simples, porém profundo, de cura com as mãos, desenvolvido no Japão e que transcende as barreiras culturais e religiosas. É também um caminho tranquilo, porém poderoso, para o crescimento pessoal e espiritual. O Reiki pode ter um efeito profundo na saúde e no bem-estar ao reequilibrar, limpar e renovar seu sistema interno de energia. Aqui estão alguns exemplos de como você pode usar o Reiki, tanto como uma técnica de cura "com as mãos", ou ao estabelecer intenções mentais:

- Para curar a si mesmo e aos outros física, mental e emocionalmente;
- Para crescimento pessoal e desenvolvimento de compaixão e sabedoria;
- Para curar animais e plantas;
- Para curar problemas de relacionamentos em casa ou no trabalho;
- Para mandar energia de cura para situações mundiais, como guerras e desastres naturais, ou situações locais, como crime, desemprego e pobreza;
- Para complementar ou fortalecer outras terapias, como Aromaterapia e Reflexologia;
- Para encontrar um novo emprego, nova casa, carro ou qualquer outra coisa;
- Para ter uma jornada segura e rápida durante uma viagem;
- Para encontrar uma solução para um problema específico;
- Para acalmar-se antes de passar por situações estressantes, como exames, entrevistas ou falar em público;
- Para sempre estar abençoado, guiado e protegido.

Nota do Autor

O autor gostaria de deixar claro que não é um professor de Budismo, e que qualquer conselho dado sob uma perspectiva budista para apoiar a prática do Reiki é simplesmente algo que ele considerou útil em sua própria experiência com o Reiki.

Este livro não é um texto budista autêntico. Qualquer leitor interessado em aprofundar seus conhecimentos sobre o Budismo, ou aprender a meditar, deve consultar as informações dadas nos apêndices 1 e 2 desta obra.

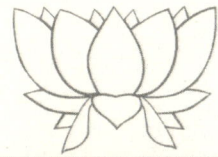

Índice

Introdução à Edição Brasileira 15
Introdução 23
Prefácio: A História do Autor 25
Em direção a uma graduação de verdade 26
Encontrando meu caminho espiritual 31
Um presente de uma amiga 34

1   A Essência do Reiki 39
Fundamento de todas as formas de vida 39
Uma energia consciente 40
Mais do que apenas energia 42
Vento Puro Vindo de uma Terra Pura 42
O Desperto 42
Um caminho, mas não o único 43

2   A História do Reiki 45
A história tradicional 47
Uma procura por Cristo 48
Encontrando Buda 49
Estudando os sutras 50
Retiro na montanha 50
Um fim e um começo 51
Consciência da luz clara 51
Quatro milagres do Reiki 52
Uma lição valiosa 53
Uma lamparina no escuro 54
O Reiki chega ao Ocidente 54

Uma nova era para o Reiki 55
A história da sra. Takata 56
Reiki além do Japão..56
Rumo a se tornar uma Mestre..57
A Quarta Grande Mestre ocidental do Reiki 58
Uma comunidade global do Reiki 58
Reiki japonês: um novo começo..59
Reiki: Quem Está no Comando?, por Frank Arjava Petter 60
Para onde agora?..62
Integridade do Reiki: Somos Nós o Reiki?, por Mary Ellis...62
Inscrição na lápide de dr. Usui..64

3 Primeiro Nível do Reiki 69

Curando de dentro 70
Encontrando um Mestre de Reiki...70
Os empoderamentos do Reiki...71
O Reiki flui naturalmente 72
Responsabilidade do Reiki 72
Balanceamento natural dos chacras......................................73
Energia da Terra...74
Preparativos para o Primeiro Nível......................................76
Guia pré-iniciação..76
Fadiga "positiva"..78
Como as outras pessoas reagem ao Reiki..............................79
Compartilhando uma Troca do Reiki...................................80
Treinamento do Reiki mais a fundo.....................................81
Treinamento do Segundo Nível do Reiki 81
Aprendendo Reiki Avançado 82
Tornando-se um Mestre de Reiki...82

4 Usando o Reiki...83

Intenção – A energia do Reiki naturalmente segue o
pensamento 83
Melhores resultados com o mínimo de recursos 84
O poder do Reiki comunal...85
O Reiki é infinito 86
Ideias para usar o Reiki 87
Precisamos de fé?..88
O Reiki sempre funciona para o bem maior.........................88
Quebrando a corrente 89

Para o bem maior 89
Felicidade vinda de dentro 90
Treinando a felicidade 91
Saindo da "raça" humana 92
Indo pelo caminho do meio 93
Dedicação – Os efeitos futuros das ações do Reiki 93

5 Autotratamento 95

O Caminho do Reiki 95
Intenção e dedicação 96
Quebrando padrões de pensamento negativo 97
As 12 posições básicas 98
O lugar e a hora certos 98
Durante o Tratamento 99
Cuidado após o tratamento e continuando o autotratamento .. 100
Reiki a qualquer hora, em qualquer lugar 101
O efeito do Reiki na mente 103
Pegadas na areia 103
O espaço ao redor 104
Transcendência e o Sono do Reiki 106
O caminho do aprendizado ao longo da vida 107
Posição das Mãos para a Cabeça 108
Posição das mãos para a frente do corpo 110
Posição das mãos para as costas 114

6 Tratando os Outros 119

Lidando com as expectativas do paciente 119
Explicando o Reiki ao seu paciente 121
Introduzindo uma intenção para o tratamento 122
Escaneando a aura 123
Curando desequilíbrios energéticos 124
Criando um canal aberto 125
Sabedoria intuitiva da cura 126
Completando o tratamento 127
Limpando a Aura 128
Criando o Espaço Sagrado 129
Aplicando Reiki enquanto estiver sentado 130
Consagrando após tratamentos 131
O poder de escuta do Reiki 132
Curando eventos do passado com o Reiki 133

Quando aplicar o Reiki 133
Vislumbrando nossa verdadeira natureza interna 134
Curando a distância 135
Entrando na prática profissional 135
A causa e cura de doenças 135
Cura mental e emocional 136
Tratando crianças e animais com o Reiki 137
Posições na cabeça para tratar os outros 138
Posições frontais para tratar os outros 139
Posições nas costas para tratar os outros 143

7 Os Cinco Princípios..147
Uma espiral ascendente 148
A sabedoria pura dos princípios 149
As Cinco Intenções do Reiki 149
O vento do Reiki..150
Desenvolvendo concentração mental..151
Pensamentos sobre os Cinco Princípios/Intenções do Reiki 152
Não fique com raiva hoje...152
Não fique preocupado hoje 154
Cultivando a compaixão 155
Seja grato hoje..155
Trabalhe duro hoje – prática espiritual 156
Seja gentil com os outros hoje 158
Riqueza interna infinita...161

8 A Natureza da Doença 163
A vontade de mudar..164
Reflexos da mente..164
Sintomas sutis de problemas maiores 165
Outros sintomas simbólicos...167
Lidando com carma acumulado..168
As 12 posições de mão do Reiki..169
Posições da cabeça...169
Posições frontais 170
Posições nas costas (semelhantes às frontais) 171

9 Meditação do Reiki 173
    Aproveitando o relaxamento do Reiki 173
    Usando a visualização do Reiki 174
    Sentando-se com o Reiki 175
    Desenvolvendo paz interior 176
    Uma carga rápida 177
    Mantras de meditação do Reiki 178
    Usando mantras budistas 178
    Meditação para a cura da Terra 181
    Meditações sobre os Cinco Princípios do Reiki 182
    Em direção à sabedoria verdadeira 184

10 A Voz do Reiki: Histórias de Praticantes de Reiki 187
    Um Vento Ruim Que Trouxe Algo Bom, por Jean Dunn 187
    Clareza, Sabedoria e Compartilhar Responsabilidades, por
    Mary Dawson 188
    Uma Razão para Ser Especial, por Ellen Carney 189
    Mudanças Sutis, por Jean Carney 190
    O Nascimento de uma Mestre, por Barbara Ashworth 190
    Não Existem Regras, por Keith Beasley 193
    Reiki e Expectativa, por Karen Stratton 194
    Reiki à Mão – Fundição, por Teresa Collins 196
    Autotratamento, Maestria e Transformação, por Claire M. Ray ... 197
    A Primeira Vez, por Pam Green 198
    Viciado em um Rostinho Bonito, por Keith Beasley 199
    Minha História do Reiki, por Sheila Sellars 200

11 O Bom Coração 205
    Apêndice 1: Meditação 207
    Meditação budista 207
    Nova Tradição Kadampa 208
    Apêndice 2: Livros sobre Budismo 209
    Apêndice 3: The Reiki Association e Reiki Alliance 211
    Índice Remissivo 213

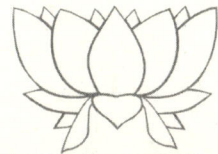

Introdução à Edição Brasileira

Por Wagner Veneziani Costa

As mãos são o canal por onde a energia da vida penetra em nossa mente, corpo e alma... e podemos doar, porque nos pertence!

Reiki é uma prática espiritual, criada em 1922 pelo monge budista japonês Mikao Usui. Tem por base a crença na existência da energia vital universal manipulável por meio da imposição de mãos. Mediante essa técnica, descrita pelos seus seguidores como uma Terapia Holística, os praticantes acreditam ser possível canalizar a energia universal, a fim de restabelecer um suposto equilíbrio natural, não somente espiritual, mas também emocional e físico dos seres. Isso é o que mais nos chama a atenção. Podemos utilizar o Reiki para qualquer tipo de doença, até mesmo para uma simples dor de cabeça... Ou seja, podemos também "aplicar" Reiki por um senso intuitivo, transmitindo-o mentalmente.

O Reiki é uma energia espiritual, vital... A crença é que essa "energia" flui através das mãos do emissor para qualquer lugar que estas sejam colocadas. Para além dessa noção, acredita-se que essa "energia" é "inteligente", o que significa que o Reiki sabe para onde deve se dirigir para efetuar a cura, mesmo que as mãos não estejam colocadas no local exato. Mas pode ser mentalizada por meio de um nome, por exemplo...

Atua também com resultados concretos nos estados de ansiedade, estresse, depressão, insônia, medo, insegurança, assim como nos órgãos, tecidos e sistemas. O Reiki é preventivo e harmonizador, agindo sempre na causa dos problemas.

Todos nós podemos praticá-lo. É muito simples, e você acaba sendo beneficiado pela energia. Não podemos nos esquecer de que ela passa através de você para chegar ao seu objetivo. Isso lhe dá mais clareza, mais espiritualidade, mais calma, mais saúde, mais compreensão, e seus sonhos vão sendo realizados por meio da prática, do desenvolvimento.

Nossos pensamentos e nossas atitudes do dia a dia também têm influência no nosso canal de abertura para a entrada da luz. Bons pensamentos são somados para a realização dos nossos desejos, de nossas vontades, sendo um deles, o principal, ver o próximo feliz e curado...

Desde os tempos primordiais, há evidências do poder de cura das mãos. Um dos maiores mestres da cura pela imposição das mãos foi Jesus Cristo.

No Antigo Egito, a cura pelas mãos era praticada desde os primórdios, sendo de domínio dos sacerdotes, e foi extensivamente praticada nos templos de Osíris, Ísis e Hórus. Na Inglaterra e na França medieval, a cura pelas mãos foi muito conhecida. No Tibete, há registros de cura pelas mãos com mais de 8 mil anos.

Muitas das culturas religiosas usam o poder de imposição das mãos para abençoar e curar. Enfim, grandes mestres da humanidade usaram e usam as mãos para curar. O poder das mãos está ligado ao cérebro – pensamento/intenção – e ao coração – sentimento/amor. Portanto, as mãos podem abençoar e curar.

Naturalmente, a intenção de nossos pensamentos e sentimentos é que modera as vibrações que são irradiadas por meio da imposição das mãos, sobre nós mesmos ou sobre os outros.

Sabemos que a base do Universo é sustentada pelas polaridades Yin e Yang. As mãos são antenas vivas, sendo ativadas pelas polaridades.

A palma da mão direita é Yang, estimulando e promovendo a força e o encorajamento. A palma da mão esquerda é Yin, tendo a capacidade de acalmar as dores. E ambas as mãos produzem esses efeitos combinados sobre uma pessoa ou em nós mesmos.

Quando pensamos temos um sentimento, e quem sente é o coração. Portanto, as mãos estão ligadas ao coração, que, por meio dos condutos energéticos dos braços, projeta energias pelas palmas das mãos e pelas pontas dos dedos – as quais, ao serem irradiadas sobre um corpo humano, produzem a cura natural.

O homem é semelhante a Deus, e "Ele" é força, luz e amor. Então, somos luz, e a luz faz parte da essência de nossas células e do DNA. Dessa forma, o DNA é sintonizado e harmonizado por esse fluxo de luz.

Quando fazemos a imposição das mãos com amor, acontece algo maravilhoso e divino, pois aquilo que enviamos ao outro retornará a nós mesmos, dando-nos uma força maior do que aquela que exteriorizamos.

O Poder dos Símbolos – As Chaves do Reiki

Ao estudar sânscrito e antigas escritas budistas, Mikao Usui encontrou uma fórmula baseada em uma série de símbolos. Quando acionados, os símbolos ativavam e captavam a energia vital universal. Usui passou, então, o ensinamento para vários japoneses e fundou o sistema dos Mestres do Reiki.

Para aplicar o Reiki, é preciso fazer um curso composto por quatro níveis. O primeiro é o principal. Nele, o aluno recebe Reiki para toda a vida e aprende a ativar a energia vital em si mesmo e nos outros, por meio de uma técnica específica com a ajuda das mãos. O segundo nível tem aplicações avançadas. Ele foca a cura mental com repercussão no corpo físico e etérico, além da cura a distância. No terceiro nível A, a pessoa pode aplicar Reiki nos outros e em multidões, mas ainda não é considerada Mestre. Esse título é alcançado apenas no terceiro nível B, quando o Mestre formado pode iniciar outros alunos no Reiki.

Os símbolos do Reiki são como chaves que abrem as portas do fluxo de energia vital do Universo. Quando ativados por meio da intenção, de desenhos ou da imaginação ativa, conectam rapidamente seus usuários a esse fluxo. Também é possível ver os símbolos do Reiki como botões que, quando pressionados, respondem automaticamente com um resultado "pré-programado". Eles carregam em si códigos, crenças e intenções que ajudam o usuário a obter os resultados pretendidos mediante as energias metafísicas que representam.

Como Utilizar os Símbolos

Existem diferentes formas de Reiki e, ao longo do tempo, alguns mestres foram incorporando novos símbolos em suas iniciações. Mas no Reiki "tradicional" há três símbolos que são passados na iniciação do nível 2: o símbolo do poder (CHO-KU-REI), o símbolo mental/emocional (SEI-HE-KI) e o símbolo da distância (HON-SHA-ZE-SHO-NEN).

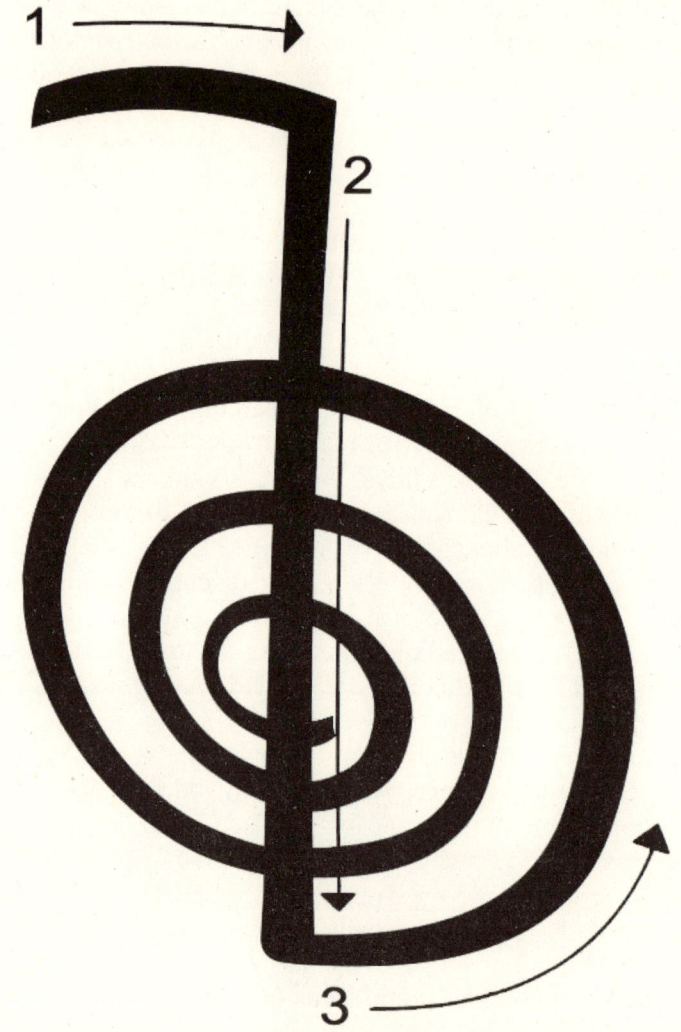

CHO-KU-REI

Este símbolo traz ou libera energia, criando equilíbrio. Representa o aumento do poder. É o "botão" ligado ao corpo físico e, além de ser um maravilhoso símbolo de proteção, é usado para incutir ou reforçar a energia.

Cho-Ku-Rei significa "Ponha todo o poder do Universo aqui".

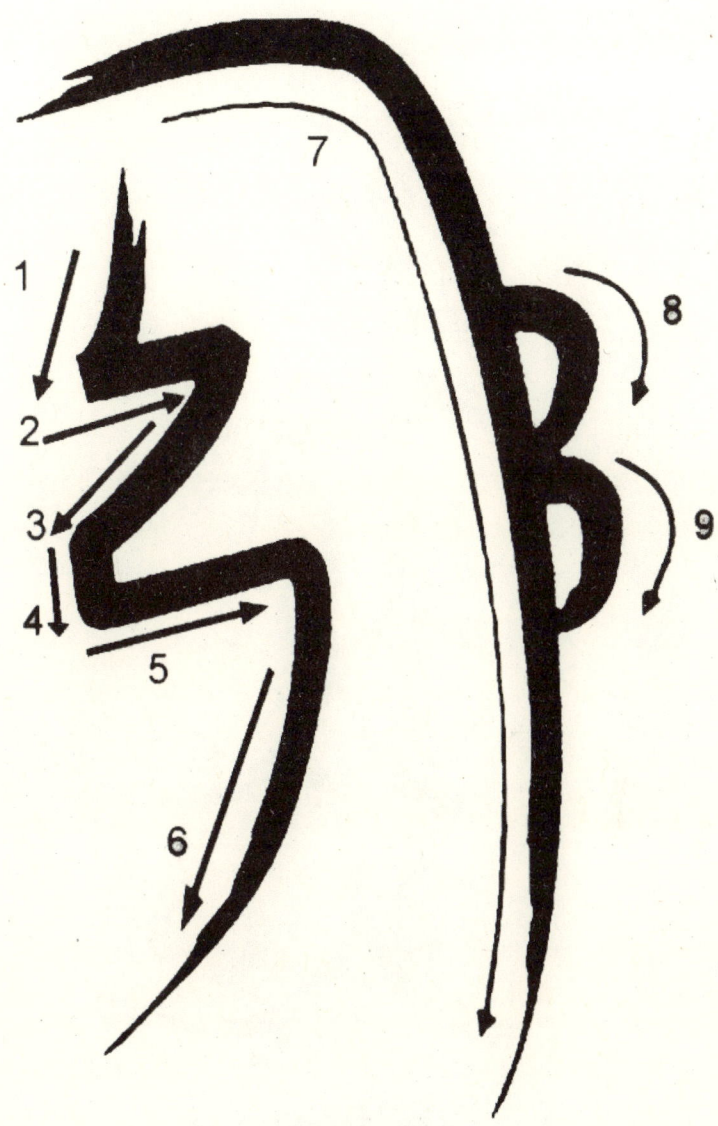

SEI-HE-KI

Sei-He-Ki é o símbolo da cura das emoções e da transformação de sentimentos negativos em positivos; é o símbolo da harmonia e da proteção, e representa o processo alquímico de purificação e limpeza.

Sei-He-Ki significa "Chave do Universo" ou "Homem e Deus tornam-se um só".

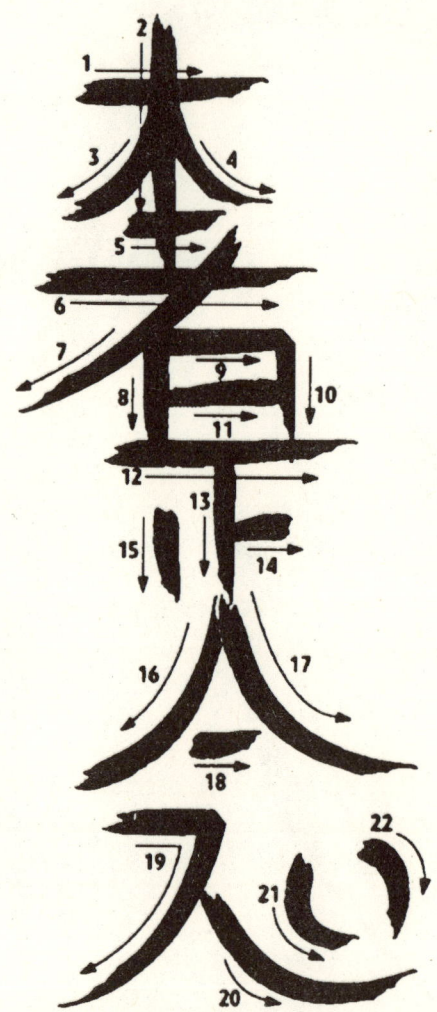

HON-SHA-ZE-SHO-NEN

Este é o símbolo da cura a distância; traz cura para os traumas do passado e para o presente. É o "botão" ligado ao corpo mental. As vidas passadas e o carma são libertados por meio do Hon-Sha-Ze-Sho-Nen. A libertação é permanente e desaparece á necessidade de reencarnação.

Hon-Sha-Ze-Sho-Nen significa "O Buda em mim alcança o Buda em ti para promover luz e paz".

Toda Pessoa é Um Canal de Cura

A Alma é Imortal e merece ser adorada, como Espírito. Deus é Verdade, Supremo Poder e Sabedoria... Mestre e Guia Espiritual, que nos livra das trevas... Cultive sempre a confiança, a fé e o equilíbrio espiritual... Portanto, tente ver Deus em todos os lugares! Sabemos que tudo no Universo é regido por energias. Toda matéria é uma energia condensada composta de átomos. A partir desse conhecimento científico, passamos a desenvolver o conhecimento do Universo como um Todo, e nesse aspecto nos deparamos com o Ser Humano, que é um um organismo vivo formado por milhares de células que se renovam diariamente.

Assim como ocorre com as células, devemos fazer com as nossas energias, ou seja, reciclá-las constantemente, para evitarmos desgastes e bloqueios dos nossos campos vitais, também conhecidos como chacras, que são "rodas" de energia situadas em diversas partes corpo humano e são fontes de equilíbrio físico, mental, emocional e espiritual do Ser.

Uma das grandes descobertas dos últimos tempos é que todo indivíduo é um ser energético e também um canal de cura, cada um em nível diferente, de acordo até mesmo com a própria convição dessa sua capacidade. Conforme as distintas experiências ou emoções, a pessoa passa a vivenciar a energia de sentimentos construtivos ou destrutivos que podem levá-la a estados de alegria ou também de tristezas, mágoas, ressentimentos, o que acaba ocasionando um campo energético negativo, tendo como resultado a enfermidade do organismo.

Hoje a própria ciência propaga que a origem das enfermidades é psicossomática. O homem é capaz de ser o próprio vírus ou a cura de si mesmo. Tudo depende da sua disposição em querer viver em harmonia consigo, libertando-se das amarras que o impedem de ser pleno, saudável e com bem-estar. Geralmente é preciso predisposição para a mudança de padrões vibratórios, e é aqui que se estabelece a diferença em uns obterem a cura e outros não, pois é preciso comprometimento consigo mesmo em primeiro lugar. A mudança requer sair da zona de conforto em que o indivíduo se encontra; exige atitudes e firmeza no objetivo a ser alcançado.

Desde a Antiguidade, o homem estabeleceu contato com forças ocultas do Universo. Quando os recursos da medicina eram escassos ou mesmo quando não se tinha acesso a médicos ou hospitais, cada um contava com aquilo de que dispunha no momento. Os índios recorriam aos pagés e suas ervas quando a enfermidade abatia suas tribos. Nos rincões mais distantes as benzedeiras, com um simples copo d'água ou um galhinho de arruda operavam verdadeiros milagres nos casos mais distintos possíveis.

É aí que podemos observar a importância do Reiki, algo muito simples, como tudo que é sagrado. Seu fundador era um homem que, na simplicidade do seu coração, descobriu que podia curar a si memo, curar aos demais e ensinar a esses a também curarem as próprias enfermidadades...

O papel do terapeuta de Reiki não é resolver os problemas de seus consulentes, e sim ser um facilitador do processo de autocura do paciente, até mesmo porque a própria enfermidade, geralmente, é um processo de cura para o indivíduo, quando este passa a rever os próprios valores, a desapegar de eventos destrutivos do passado, a vigiar os pensamentos, aprende a gostar mais de si e a enfrentar as tempestades da vida com mais leveza... É quando ele entende, ou não, que tudo começa no seu modo de pensar ("mente sã, corpo são."), depois passa a sentir no coração e, posteriormente, a vivenciar os sentimentos.

É aí que geralmente surgem os estados depressivos, de medo, insegurança, mágoas, raiva; naturalmente, logo após, o corpo físico adoece, trazendo à tonas as enfermidades... No caminho do aprendizado, devemos respeitar o tempo de cada um. Há aqueles que chegam mais rápido ao seu propósito e existem os que levam mais tempo para suas conquistas.

Para as pessoas que desejam conhecer o Reiki e seus benefícios, David Vennells oferece, por meio desta obra, toda sua experiência acumulada ao longo dos anos trabalhando constantemente com o Reiki. Para aqueles que já são reikianos, esta é mais uma ferramenta complementar, capaz de acrescentar e enriquecer seus conhecimentos.

Assim como é o papel do terapeuta, também esta é a missão da Madras Editora: ser um facilitador de acesso a bons livros aos nossos leitores. Que a partir desta leitura, você possa descobrir o curador que existe em você e se beneficiar com a prática do Reiki, para obter mais saúde e bem-estar, a si próprio, aos seus entes queridos e a toda a humanidade.

Tenha uma excelente leitura!

Wagner Veneziani Costa
Reiki Master do Sistema Tradicional Japonês, Usui,
Tibetano, Osho e Kahuna (CRT 31626),
Presidente e Editor-Geral da Madras Editora

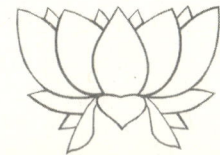

Introdução

Escrever este livro tem sido uma experiência especial, uma verdadeira alegria e um real privilégio. O Reiki tocou a minha vida de formas muito especiais; ele me deu e continua me dando tanto, que é difícil expressar em palavras quão agradecido sou.

Atualmente existem muitos livros disponíveis sobre o Reiki, e sem dúvida muitos mais aparecerão. Pode ser bem confuso para o praticante iniciante e o experiente conseguir ver, por meio de todas essas informações, o coração, a essência do Reiki; então, é importante lembrar que o Reiki é basicamente uma técnica experiencial muito simples e agradável. Manter a nossa prática simples, aprender com outros praticantes, livros e – o mais importante – nossa própria experiência é a chave para um Reiki bem-sucedido.

Desde que o Reiki chegou do Japão para o Ocidente, a compreensão das pessoas sobre as raízes do Reiki na tradição budista foi diluída. Isso agora está mudando rápido, à medida que aprendemos mais acerca da vida do dr. Mikao Usui, o fundador do Reiki, e sobre como o Reiki é atualmente praticado, como ele originalmente ensinou, no Japão. Isso não deve preocupar os praticantes de Reiki que não são budistas. Nós definitivamente não precisamos ser budistas para praticar o Reiki nem precisamos ser budistas para nos beneficiar dos ensinamentos de Buda. Ambos estão abertos a todos, sempre.

Atualmente, o Reiki é combinado com muitos tipos diferentes de práticas espirituais, outras terapias e caminhos de crescimento pessoal, e existem novas ramificações do Reiki surgindo à medida que alguns Mestres introduzem suas próprias ideias e técnicas. Talvez como um resultado disso, a associação dos Grandes Mestres Ocidentais esteja buscando meios de preservar e proteger a autenticidade e clareza da linhagem, e práticas originais de ensinamento que vieram para o Ocidente pela Mestre de Reiki Hawayo Takata. Com todas essas mudanças acontecendo, o caminho em frente pode parecer um pouco confuso! Parece que hoje muitos praticantes de Reiki estão buscando um quadro, uma forma ou um contexto espiritual autêntico, para que possam aprofundar sua compreensão e experiência do Reiki. Eu fiquei interessado no Budismo não muito depois de me tornar um praticante de Reiki e de descobrir que a prática do Budismo e a do Reiki são muito complementares. Praticados juntos, ambos melhoraram minha qualidade de vida tremendamente, enquanto ainda me permitia honrar minhas raízes cristãs.

A motivação para escrever este livro veio do desejo de compartilhar a boa saúde, a sensação de completude pessoal, e uma apreciação mais profunda da vida, tudo que atingi com o Reiki e o Budismo. Também senti que um guia simples de Reiki de uma perspectiva geral budista poderia ajudar os praticantes de Reiki, tradicionais ou não, a alcançarem *insights* novos e mais claros sobre sua prática do Reiki e o caminho em direção ao crescimento pessoal.

Espero que esta obra ajude e permita que você esclareça, compreenda e aprofunde sua própria experiência do Reiki e se torne um pouco mais completo, saudável e feliz durante o trajeto.

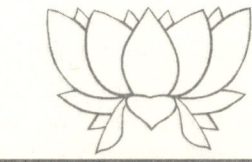

Prefácio:

A História do Autor

Em uma manhã, antes de me sentar para escrever, algo aconteceu que pareceu muito simbólico das minhas primeiras experiências com o poder de cura do Reiki.

No parapeito da janela da nossa cozinha há uma planta própria para ambiente interno no auge do florescimento, talvez com 40 ou 50 lindas flores brancas em caules rodeados por folhas verdes, todas crescendo de um bulbo central – um cíclame. Eu havia esquecido de aguá-la fazia um tempo e percebi que todas as flores e folhas caíram, revelando o bulbo. Parecia estar totalmente desprovida de vitalidade e estava obviamente perdendo a vontade de viver. Imediatamente dei um bom gole d'água, um pouco de Reiki, e desejei o melhor.

Quando retornei para a cozinha, aproximadamente 30 minutos depois, surpreendi-me quando vi que ela estava quase completamente recuperada! Todas as flores e folhas se levantaram e se inclinaram em direção à luz novamente. Você quase conseguia ver o brilho da Energia da Força Vital ao redor dela. A mudança foi rápida, marcante e maravilhosa. Fiquei simplesmente parado ali por alguns minutos admirando essa transformação natural incrível.

A simplicidade delicada e o poder do que aconteceu me tocaram de uma forma que me fez lembrar claramente das minhas primeiras experiências com o Reiki. Na verdade, foi como uma chave na minha mente que me relevou e relembrou a magia daquelas primeiras semanas e meses. Muitos eventos incríveis e despertadores têm acontecido comigo desde então. Agora é uma verdadeira alegria fechar o ciclo e relembrar como cheguei de lá até aqui!

Em direção a uma graduação de verdade

Até o começo dos meus 20 anos, minha vida havia sido bem normal. Nos anos mais recentes, desde que tive contato com o Reiki, comecei a lembrar da minha própria infância tocado por uma sensação de liberdade, contentamento, proteção e amor, que as emoções e sensações sentidas mais tarde na vida pareceram encobrir com uma vaga sensação de solidão e isolamento. Olhando para o passado agora, o mundo externo não parecia ter a intenção, compreensão ou sistema de suporte para encorajar o potencial da infância. Talvez essa solidão tenha tido um propósito ou aspecto positivo; talvez tenha me ajudado a desenvolver algum tipo de compreensão interna e reflexão, apesar de muitas vezes ter sido indulgente comigo mesmo, principalmente na adolescência!

Depois de sair do colegial, trabalhei como *trainee* de fiscal por alguns anos. Quando completei 20 anos, saí de casa e fui para a universidade me formar em Gestão Imobiliária. Durante meu segundo ano na faculdade, uma série de eventos estressantes (incluindo um quase afogamento, o fim de um relacionamento de longa duração, a perda de um amigo próximo, outro grande amigo que ficara muito doente e minha própria doença em desenvolvimento) me levou a ter de deixar a faculdade e voltar para casa, onde meus pais se encarregaram de cuidar de mim. Eu havia desenvolvido Síndrome Pós-Viral (também conhecida como Síndrome da Fadiga Crônica, ou SFC) após uma crise de febre glandular. Eu não podia fazer nenhuma das tarefas domésticas básicas, como cozinhar, limpar ou lavar. Estava tão fraco que não conseguia nem manter meus braços acima da cabeça para lavar meu próprio cabelo.

Nos quatro anos seguintes, passei a maior parte do meu tempo deitado ou sendo empurrado por uma cadeira de rodas. Sofria crises de depressão clínica durante esse tempo e experienciei outros pequenos desastres: um acidente de carro severo, uma experiência quase fatal assustadora, a morte de um animal de estimação querido e uma invasão e assalto da nossa casa. Eu havia me acostumado a esperar problemas e infelicidades como uma parte normal da vida.

É difícil comunicar a escuridão e a dor que me preenchiam com frequência e afetavam minha família durante todos aqueles anos. Porém, havia alguns momentos raros e preciosos. Talvez os instantes difíceis descartem muito do que não precisamos realmente, abram nossas mentes e façam nossas percepções ficarem mais aguçadas. Posso apenas dizer que havia janelas na escuridão que indicavam possibilidades de algo em mim que iria além do sofrimento; algo tão profundo, amplo, claro e puro, que palavras e pensamentos comuns não podem tocá-lo.

Olhando para esses momentos difíceis e me sentindo tão bem e contente quanto me sinto agora, quase parece ser outra vida. Apesar de eu não recomendar doenças como um caminho para uma maior percepção, sinto-me muito grato por experienciar essas dificuldades, por ter me beneficiado delas e por ter saído do outro lado um pouco mais sábio, forte e mais ciente.

Em direção ao fim de outro inverno desesperador e logo antes da primavera de 1993, um amigo curador espiritual me contou do Reiki e que um Mestre de Reiki americano iria dar uma palestra e ensinar Reiki na cidade. Apesar de já ter tentado muitas formas de terapias complementares, e mesmo que muitas tenham aliviado alguns dos sintomas, nenhuma havia consideravelmente melhorado a minha qualidade de vida, que era muito baixa. Eu não estava muito animado para tentar uma nova terapia. Na verdade, acho que só fui à palestra por causa do entusiasmo do meu amigo.

No momento em que me sentei com as outras pessoas esperando para ouvir o Mestre de Reiki, senti que algo bom estava prestes a acontecer. Havia alguma outra coisa que não conseguia dizer bem o que era, algo no fundo de tudo, por trás das conversas bem-intencionadas e dos rostos sorridentes; uma força positiva que eu conhecia e me parecia familiar. Na época, só conseguia descrevê-la como uma presença profundamente protetora, amável e acolhedora – agora também me recordo dessa presença durante o começo da minha infância.

Assim que o Mestre foi apresentado para nós, senti o que posso descrever apenas como uma "mudança" ou "movimento interno", como se algo tivesse dado um clique no lugar certo. Talvez tenha sido o começo de uma conexão interna mais profunda com a presença que eu senti antes de a palestra começar. O restante da noite foi maravilhoso. Foi fascinante ouvir a história de Mikao Usui, o fundador do Reiki, e foi incrível sentir o Reiki pela primeira vez. Todas as minhas dores, males e estresses sumiram, e saí de lá em uma nuvem de saúde e felicidade.

Todos em casa estavam muito contentes e perplexos em ver quão bem eu parecia estar. No outro dia, a sensação saudável tinha passado um pouco, mas me deixou com uma nova esperança de que havia algo que poderia ajudar de alguma forma. Então me inscrevi para o curso do Primeiro Nível do Reiki no fim de semana seguinte, e torci para estar bem o suficiente para conseguir participar.

Nos dias anteriores ao curso, tive minhas dúvidas sobre o Reiki. Eu não queria me desapontar novamente, mas relembrava o tempo todo que, se eu não tentasse, poderia estar perdendo algo especial. Mesmo antes de o curso começar, algo parecia já ter mudado para melhor, como se uma pequena chama tivesse sido acesa dentro de mim, puxando-me em direção ao Reiki. Tinha uma grande inclinação ao otimismo, um sentimento do qual tive medo por muitos anos.

O fim de semana do curso para Primeiro Nível chegou e, apesar de não me sentir bem, eu estava determinado em não perdê-lo. Quando a aula começou, já estava me sentindo um pouco mais forte. Nada poderia ter me preparado para o Primeiro Nível do Reiki. Foi uma revelação completa, um fim de semana que transformou a minha vida. Havia uma atmosfera especial de otimismo expectante e amizade entre as pessoas do grupo; todos vieram de passados distintos, mas de alguma forma já pareciam íntimos. Muitas amizades se formaram e experiências especiais foram compartilhadas. A presença profundamente amável que eu havia sentido na palestra introdutória parecia envolver todos nós, e minha conexão com ela ficou mais fortalecida com os passar dos dois dias. Durante as iniciações, ela parecia tão especialmente forte que o Reiki quase tomou uma forma física, como uma névoa refrescante e delicada ou uma leve chuva que ajudava a escorrer todas as minhas tensões e doenças físicas e mentais.

Durante o curso no fim de semana, experienciei ondas de profunda paz. Quando isso acontecia, eu apenas fechava os olhos e me permitia abrir, relaxar, e me desfazia de muitas das besteiras internas que emergiam e dissipavam facilmente na medida em que essas ondas de cura passavam por mim. Às vezes sentia como se meu corpo e minha mente tivessem ficado bem leves e flutuavam nessa sensação de profunda paz e proteção carinhosa. Uma das coisas mais marcantes foi que essas experiências pareceram totalmente normais e naturais, como se *já* estivesse familiarizado com elas.

O aspecto mais animador do curso todo era sentir realmente a energia do Reiki vindo das minhas próprias mãos após a primeira iniciação, e também durante meu primeiro autotratamento. Tendo já sentido os efeitos do Reiki previamente, eu sabia que, se pudesse me aplicar o Reiki regularmente, então minha condição com certeza melhoraria. Até que pude realmente sentir o Reiki saindo de minhas próprias mãos, duvidava que pudesse canalizar o Reiki como os outros faziam! Essa é uma preocupação comum (e completamente infundada) entre os iniciantes na prática.

A primeira iniciação foi muito especial, eu estava um pouco ansioso e tentei me acalmar. Achava que, se estivesse tenso, então o Reiki talvez não conseguisse penetrar meu sistema de energia. Assim que as luzes foram apagadas e fechei os olhos, senti meu corpo relaxando automaticamente. Toda a tensão esvaiu-se e me senti leve, em paz e com um pouco de sono. Mesmo o toque do Mestre sendo bem leve, por alguns momentos meu corpo sentiu como se estivesse sendo empurrado lá de cima em direção ao chão. Enquanto o Mestre continuava a iniciação, parecia que meu sistema de energia havia aberto de cima da cabeça até o centro do meu corpo – como se eu tivesse um tubo grande e vazio do topo da minha cabeça até o meu chacra base. Esse tubo foi preenchido com o que posso apenas descrever como "luz de energia", e o sentimento pesado desapareceu, fazendo-me sentir feliz, contente e completo; um estado no qual permaneci por um tempo. Quando o Mestre tocou as minhas mãos, senti um aumento dessa luz de energia.

Após a iniciação, cada um relatou sua experiência – e todas eram completamente diferentes! O Mestre então nos mostrou como sentir a energia em nossas mãos. Isso foi para mim um momento incrivelmente fortalecedor. Depois de tudo que eu e minha família passamos, e todas as vezes que precisei depender dos outros, agora poderia definitivamente ajudar a mim mesmo. Eu me senti humano novamente.

Então nos demos um primeiro autotratamento, que foi uma experiência pessoal de muita paz e cura. Como o começo de um novo relacionamento, cada um de nós estava começando a conhecer o Reiki por si mesmo, em vez de ficar ouvindo os outros falarem ou recebê-lo através dos outros.

Foi ótimo também ter sentido o Reiki passando quando apliquei meu primeiro tratamento a alguém e ter ouvido o que a pessoa experienciou durante o tratamento. Ainda me surpreende, quase que diariamente, sentir o Reiki presente na minha vida, e ainda me pergunto se ele ainda vai estar lá quando eu tocar minhas mãos em alguém. Sempre está! Devo admitir que existem momentos em que realmente subestimo o Reiki, talvez por ser um companheiro constantemente generoso. Quando me lembro de quanta ajuda recebi, e continuo recebendo diariamente, sinto-me especialmente abençoado.

Após o curso do Primeiro Nível, eu estava forte o suficiente para umas férias, então fiquei na casa de uns amigos em Kent por algumas semanas, enquanto estavam viajando. Minha saúde continuou a melhorar e em um mês consegui ser capaz de cuidar de mim mesmo totalmente sozinho – algo que não fazia há quatro anos. Foi como nascer novamente! A sensação de liberdade e novidade da vida, as possibilidades de planejar um futuro e apenas aproveitar os prazeres simples, como caminhar, preparar uma comida ou nadar, foram impressionantes. As melhoras na saúde que vieram junto foram incríveis.

No entanto, a continuidade da experiência do Reiki propriamente foi ainda mais especial. Foi como se, com cada autotratamento, alguma parte preciosa do meu próprio ser, meu próprio centro, começava a reaparecer. Algo que eu talvez estivesse procurando, consciente e inconscientemente, desde o começo da minha infância, mas em todos os lugares errados! Essa experiência do Reiki como um caminho em direção à saúde interna e externa, um processo de abertura do coração e da mente e o movimento em direção ao meu próprio centro, ficou comigo e apenas se tornou mais profunda com o passar do tempo.

Quando retornei de Kent para casa, minha mente voltou-se para a possibilidade do Segundo Nível do Reiki, apesar de não ter dinheiro suficiente para pagar por isso naquele momento. Nosso Mestre havia nos ensinado a estabelecer uma intenção usando o Reiki, e eu confiei que, se a hora fosse certa, o dinheiro necessário apareceria. E com muita certeza ele apareceu!

Seis meses depois de fazer o Primeiro Nível do Reiki, fiz o Segundo Nível do Reiki e, novamente, nada poderia ter me preparado para isso. Contaram-me um pouco do que esperar em termos de símbolos usados, mas foi uma revelação incrível recebê-los e ser ensinado a como tomar um papel mais ativo e responsável dentro da minha experiência com o Reiki.

Assim como no Primeiro Nível, senti que havia alcançado algo que realmente valia a pena. Mesmo os cursos de Reiki sendo bem curtos e simples de concluir, o sentimento de sucesso e conquista foi muito maior que qualquer coisa que havia experienciado em todos os meus anos de estudo e provas na escola, faculdade ou universidade. Eu só consigo pensar que foi assim, porque receber o Reiki foi muito significativo para mim como indivíduo. Os quatro anos de doença me levaram de alguma forma para o recebimento do Reiki, quase que um outro curso de formação na vida – receber o Reiki foi como a minha *verdadeira graduação!*

Encontrando meu caminho espiritual

Pouco depois de conhecer o Reiki, encontrei um amigo que também era iniciante na prática. Ambos nos interessamos muito por Budismo e, eventualmente, decidimos morar em um centro residencial budista para ver se era o certo para nós. Descobrir o Reiki e o Budismo juntos foi uma ótima experiência. Compartilhamos muitos momentos especiais e aprendemos muito sobre nós e o caminho do Reiki e Buda.

Descobri que o Budismo me proporcionava explicações das experiências que recebi por meio do Reiki. Essa compreensão ainda maior pareceu realmente aumentar o caminho experimental do Reiki. Começou a ficar mais difícil ver onde o Reiki acabava e o Budismo começava, e vice-versa. Para o Reiki atrair pessoas de todas as culturas e religiões quando veio para o Ocidente, perdeu muito da sua história budista, quer dizer, a versão japonesa verdadeira da história de Mikao Usui. O conhecimento dessa história não é necessário para usar o Reiki eficazmente, mas considero que o conhecimento dos ensinamentos convencionais de Buda enriqueceram muito minha compreensão pessoal e utilização do Reiki.

Aprendi duas coisas importantes: o que o Reiki realmente é e como usá-lo mais eficazmente. Não acho que qualquer outro caminho espiritual explica isso com a mesma clareza e propósito. Mas isso não quer dizer que o Budismo é melhor que qualquer outro caminho espiritual, ou que um budista é um melhor praticante de Reiki. Os ensinamentos de todas as grandes religiões possuem muitas similaridades; de fato, alguns cristãos, muçulmanos ou judeus são melhores budistas que alguns budistas, e vice-versa! Tudo se resume ao indivíduo e o seu relacionamento consigo mesmo, com Deus, Buda, Alá, ou em que quer que essa pessoa acredite. O Budismo funciona muito bem com o Reiki porque é o "lar" do Reiki; é o contexto espiritual no qual o Reiki, como conhecemos hoje, veio a este mundo. Eu acho que podemos aprender muito com isso. Você não precisa ser budista para praticar bem o Reiki, ou para se beneficiar dos ensinamentos de Buda – ambos são abertos para todos. Qualquer que seja seu caminho espiritual, ou caminho de crescimento pessoal, o Reiki pode enriquecê-lo e aproximar você do seu potencial total enquanto ser humano.

Após fazer o Segundo Nível do Reiki, minha saúde continuou a melhorar até eu ser capaz de conseguir um emprego e viver sem a ajuda física e financeira dos meus pais. No entanto, acho que é importante mencionar que, pouco depois que me tornei um Mestre de Reiki, em novembro de 1995, tive outra crise de Síndrome da Fadiga Crônica – SFC. Levou um tempo para eu compreender por que esse relapso ocorreu, já que esperava que minha saúde continuasse melhorando depois que me tornei Mestre. Volta a noção de que você recebe da vida o que precisa e não o que quer; certamente foi uma lição de humildade estar doente novamente e me fez olhar bem atentamente para minha abordagem da vida. Talvez estivesse querendo controlar demais as coisas, tentando ordenar e moldar a vida para adaptar-se a mim.

Aprender a desenvolver *a coragem para deixar acontecer* é uma parte saudável da vivência com o Reiki. Eu acho que não podemos conter ou controlar o Reiki tanto quanto não contemos ou controlamos as forças da Natureza. Até certo ponto, temos de aprender a respeitar o fato de que, se realmente queremos nos beneficiar do Reiki, devemos tentar deixar para trás a parte de nós que é pequena e centrada em si. Então o Reiki pode começar a aflorar o melhor em nós e nos ajudar a aprender a aceitar, adaptar e enfrentar as mudanças e os desafios que a vida nos traz.

A importância de se permitir confiar e ser guiado, seguindo em frente, não estagnar e tentar não manipular a vida para seu próprio benefício, é primordial para uma jornada bem-sucedida e breve. Honestidade, abertura e coragem levam à sabedoria e força interna. Reduzir nosso egoísmo e desenvolver compaixão ou preocupação pelos outros nos leva à maior das felicidades.

Tornar-me um Mestre foi uma experiência bem sóbria inicialmente, não o que eu teria gostado ou esperado se tivesse essa escolha! O que aprendi dessa experiência tem adicionado tanto à minha própria compreensão do Reiki que agora posso ver o valor dela. Desde a recuperação da recaída da SFC, a alegria de fazer parte do processo de introduzir outras pessoas ao Reiki compensou qualquer desconforto ou desilusão temporária. Ver quanto as pessoas se beneficiam do Reiki tem sido maravilhoso testemunhar, um verdadeiro privilégio, e ver as mudanças que os novos praticantes experienciam, mesmo durante um fim de semana, é incrível. Fazer parte desse processo de iniciação é sempre uma experiência muito poderosa, humilde e de cura.

Às vezes o Reiki é apresentado em uma luz exageradamente "rosada, New Age", talvez como resposta para todos os nossos problemas. Eu sei que às vezes sou culpado disso. Eu posso apenas dizer, partindo da minha curta experiência, que o Reiki pode não ser um "cura-tudo" para algumas pessoas. De fato, em algumas situações, pode parecer que o Reiki na verdade dificulta mais a vida à medida que você vai ficando consciente das áreas de si que precisam ser reconhecidas. Às vezes o Reiki mostra nosso reflexo muito claramente, como um espelho interno, e isso nem sempre é o que gostaríamos de ver. Apesar de todos nós possuirmos um potencial infinito, no momento não somos seres perfeitos, e fingir que somos pode impedir que experienciemos o poder especial transformador da honestidade.

Eu posso dizer que o Reiki sempre me proporcionou as melhores condições para perceber e amadurecer meu próprio potencial. No entanto, isso nem sempre era óbvio quando estava diante de uma situação difícil, que eu normalmente teria evitado ou lidado de forma que seria somente para meu próprio benefício. Se você pode ver o Reiki como ferramenta eficiente para o crescimento pessoal ou desenvolvimento espiritual, em vez de uma resposta nele mesmo, então está em um caminho que eventualmente revelará a verdadeira natureza do Reiki como inseparável da sua própria natureza pura interna.

Minha primeira experiência curando outras pessoas foi muito rápida e simples. Um amigo budista professor deu uma palestra pública sobre os benefícios da meditação em um grupo da comunidade local. Foi uma noite muito especial, e as muitas pessoas presentes ouviram atentamente a história de Buda, como seus ensinamentos vieram para o Ocidente e como são relevantes atualmente. O professor comandou uma meditação simples e com instruções sobre o desenvolvimento da compaixão, e, depois de longa sessão de "perguntas e respostas", todos ficaram para conversar e tomar um chá.

Outra amiga para a qual eu havia ensinado o Reiki me apresentou a uma mulher que eu notara mais cedo naquela noite. Ela tinha dificuldade de sentar e andar, parecia que tinha problemas na lombar ou nos quadris. Conversamos por um tempo, e parecia certo oferecer-lhe um pouco de Reiki. Portanto, fomos para o fundo da sala, onde era mais quieto, e posicionei minhas mãos em sua lombar enquanto continuávamos a conversar sobre Reiki. Após uns dez minutos, terminei; porém, fiquei um pouco desapontado, porque ela disse que não se sentia diferente. Mencionei que muitas vezes a cura continua após o tratamento e que talvez ela sentisse algum alívio no dia seguinte.

Por volta de uma semana depois, encontrei com a amiga que havia me apresentado à mulher com problemas na coluna. Ela estava muito animada para me dizer que a mulher havia acordado no dia seguinte sem dores e conseguira andar normalmente pela primeira vez em anos.

Com frequência, uma cura como essa pode levar semanas ou meses, e às vezes o sofredor tem de aprender Reiki para que ele mesmo possa aliviar continuamente o sofrimento. Se todas as condições certas estão no lugar, quaisquer que sejam elas, nada irá impedir uma cura completa com apenas um pouco de Reiki e algumas expectativas!

Um presente de uma amiga

Foi minha amiga Connie que me apresentou à mulher com problemas na coluna. Conheci Connie em uma noite de grupo de meditação há aproximadamente três anos; ela não era budista, não acreditava em Deus e não tinha interesse nos assuntos espirituais. Havia ido ao encontro apenas para aproveitar as companhias, a paz e o relaxamento que ganhava com meditações.

Quando conheci Connie, estava no começo dos 60 anos e havia sofrido um câncer por cinco ou seis anos; na época, ela já havia ultrapassado a sugestão de expectativa de vida dada pelos médicos e obviamente não tinha nenhuma intenção de "sair fora" por enquanto. Era uma pessoa de bom coração, muito pé no chão, doce, energética e animada, que passou por muitos momentos difíceis, não menos do que foi sua doença. A maior parte das pessoas que convivia com ela muitas vezes esquecia que estava doente, já que ela nunca chamou muito atenção para isso, a não ser que fosse beneficiar alguém que ouvisse a sua história, e eu acho que isso acontecia com frequência.

Eu achava Connie uma pessoa muito fácil de conviver. Ela tinha um ótimo senso de humor e fazia um grande esforço para ajudar os outros sempre que podia. Talvez porque apenas a conheci como amiga, raramente via o lado menos atraente de sua personalidade, algo que suspeito que na maior parte de nós não é muito distante. O modo criativo e corajoso pelo qual eu via Connie viver em paz com sua doença causou um ótimo impacto em mim.

Ensinei para Connie e alguns de seus amigos o Primeiro e o Segundo Nível do Reiki, com uma distância de aproximadamente três meses entre cada curso. Connie nos convidou para usar sua casa para tratamentos, o que era perfeito, e fez de tudo para que nos sentíssemos em casa. Ela até possuía uma mesa de jantar do mesmo formato e tamanho de um sofá para terapia! Essas sessões de ensinamento eram muito especiais para mim, já que foram minhas primeiras depois que me formei como professor de Reiki. Aprendi muito em curto espaço de tempo, errei algumas vezes e dei muitas risadas – o que Connie sempre encorajava.

Foi uma experiência especial para mim ter aprendido o Primeiro Nível do Reiki e senti-lo saindo de minhas próprias mãos pela primeira vez. No entanto, isso foi mais do que igualado pela experiência de manipular a linda energia de iniciação pela primeira vez e então ver os outros reagirem na medida em que sentiam o Reiki passando enquanto faziam o primeiro tratamento em si mesmos e nos outros. Connie gostava especialmente de receber o Reiki de outros e parecia absorvê-lo como uma esponja!

Vi Connie com frequência durante alguns meses após o curso do Segundo Nível, e ela sempre parecia bem; porém, depois de um tempo perdemos o contato por mais ou menos um ano. Falei com ela no verão de 1997, um pouco antes de ela se mudar. Ainda estava bem, mas não muito animada para se mudar. Então, no começo do inverno de 1997, outro amigo ligou para dizer que Connie estava muito doente com um ressurgimento repentino do câncer, que agora havia se espalhado rapidamente. Fui vê-la no dia seguinte, e era óbvio por sua aparência que estava muito doente. Seu filho havia me dito que o hospital deu alta para que ela pudesse passar as últimas semanas com a família.

Dei tratamentos de Reiki regularmente para Connie durante as três semanas antes de ela morrer. Sem o Reiki, eu não teria suportado ver uma amiga morrer dessa forma. Sempre me senti seguro, forte e muito apoiado durante essas visitas, e me sentia muito grato por poder ajudar Connie de alguma forma. Sempre ficava ansioso para vê-la e para nossas sessões de Reiki. Quando você transmite cura para os outros, está de certo modo dando cura para uma parte de si mesmo. Quanto mais severa for a doença, mais profunda é a experiência de autocura.

Eu certamente achava isso com Connie; ambos nos beneficiávamos muito com o Reiki, e às vezes era difícil distinguir quem estava realmente dando e quem estava recebendo o tratamento! Connie sempre dizia que ficava ansiosa até a hora das sessões, as quais a relaxavam muito, e, à medida que iam acontecendo, sua força mental e aparência externa só progrediam. Ela muitas vezes caía em sono profundo, e eu nunca estive tão tocado pelo poder, presença e amor do Reiki como durante essa época.

Antes de morrer, Connie recebeu a iniciação no Reiki Avançado. Não foi minha intenção ou dela – simplesmente aconteceu. Apesar de o Mestre geralmente ter um papel mais ativo no processo de iniciação, não foi o caso com o empoderamento de Connie. Ela estava muito relaxada. Eu encostei as minhas mãos em sua testa e a atmosfera do quarto mudou e se tornou carregada de energia de iniciação e dos símbolos relevantes do Reiki. Comecei a sentir muito calor, como geralmente sinto depois de uma iniciação; e, então, para minha surpresa e prazer, ambos parecemos acender como lâmpadas. Foi uma experiência especial para nós dois. Três dias depois, Connie morreu. Cerca de uma semana depois, pouco antes da virada do ano, fui ao seu funeral lotado, cheio de paz, felicidade, amor e perda.

Apesar de sentir falta de Connie, aprender a permitir que a morte seja uma parte da vida me auxiliou a ajudar Connie. Quando ela estava morrendo, havia pessoas à sua volta que naturalmente estavam muito nervosas. No entanto, percebi que, porque o Reiki me apoiava muito e me ajudava a ver o cenário todo, e nossas sessões eram tão proveitosas, eu na verdade ficava ansioso para estar com ela e fazer parte de sua transição. Se pudéssemos aprender a aceitar a morte como aceitamos o nascimento, morrer seria algo menos estressante, especialmente para a pessoa que está morrendo. Uma morte tranquila é um ótimo presente.

A partir de uma perspectiva budista, embora talvez não sejamos capazes de conter o fluxo do surgimento de carma negativo que está causando o desenvolvimento de uma doença séria, podemos fazer muito para transformar essas situações em algo muito especial e em uma melhora na qualidade de vida, mesmo diante da morte. Eu certamente acho que o tratamento de Connie foi um sucesso, porque o sucesso é simplesmente *o bem maior*, o que quer que isso signifique em uma dada situação. Pode ser uma cura completa, pode ser o aprendizado para viver uma vida mais positiva e criativa com as limitações que uma doença impõe, ou pode ser aceitar e transformar a morte em "uma boa morte".

Uma última coisa pela qual tenho de agradecer Connie, o que me leva novamente para minha história no momento atual, é este livro. A experiência de ensinar Reiki para Connie e seus amigos me fez perceber que existe muita coisa para "receber" em apenas um fim de semana, especialmente se você é completamente novo em técnicas de autocura. Então, depois da minha primeira experiência ensinando Reiki, decidi escrever um manual que eu pudesse dar às pessoas após o término do curso, para que servisse para consultas quando necessário. Também achei que muito do que estava aprendendo com o Budismo na época seria bastante relevante para os praticantes de Reiki de todos os níveis.

Mesmo que praticar o Reiki seja algo muito simples de fazer quando o tratamento é bem-sucedido, sempre sinto uma forte sensação de conquista e, de novo, acho que isso se deve ao fato de o compartilhamento do Reiki ser algo tão unicamente pessoal e significativo. Eu muitas vezes ainda me surpreendo com o fato de ele funcionar! As duas histórias de cura descritas anteriormente mostram quão diferentes os tratamentos com Reiki podem ser, e como a inteligência natural de cura do Reiki é completamente flexível e se adapta às necessidades do paciente sem que o praticante tenha de se envolver demais caso isso não seja necessário. Quando um tratamento a longo prazo é necessário, o Reiki parece apoiar e guiar tanto o paciente como o praticante, para que todo relacionamento desenvolvido seja seguro e saudável.

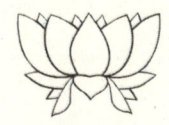

Viver com o Reiki é como desenvolver uma amizade. Como todo bom relacionamento que passa pelo teste do tempo, é um processo de aprendizado constante. Como muitos praticantes, eu inicialmente tive um período de lua de mel por algumas semanas. Então, quando gradualmente fui voltando à Terra, comecei a entender que tudo não seria fácil ou perfeito, a não ser que eu estivesse preparado para o "caminho do Reiki". Ou seja, como usar o Reiki de uma forma que seja balanceada e firmada no dia a dia da vida; de uma maneira que não seja egoísta, mas sempre sirva o bem maior para si e para os outros.

Estou gradualmente descobrindo esse princípio por meio da experiência diária e estudando os ensinamentos de Buda. O Reiki não me deu necessariamente o que queria, mas sempre o que eu *preciso* – muitas vezes são coisas bem distintas! A sabedoria para compreender, a paciência para aceitar e o desejo de seguir este caminho ainda estão engatinhando para mim. É um caminho que vale fazer, e, apesar de ter alguns milagres, também não existem respostas fáceis.

Se você pode se abrir para as possibilidades de milagres, e ainda viver de forma realista, criativa e positiva, dentro de suas limitações, terá muitas experiências incríveis e desenvolverá qualidades internas duradouras e especiais. Com um pouco de sabedoria e boa vontade, o Reiki pode gradualmente levá-lo por este caminho em direção ao seu centro – o centro de todas as coisas.

A Essência do Reiki

Reiki é o nome dado para um sistema simples, porém profundo, de cura natural para o corpo e a mente, que foi desenvolvido pelo dr. Mikao Usui, o qual viveu no Japão durante o século XIX. *Rei* significa "universal", e *ki*, ou *chi*, em chinês, significa "Energia da Força Vital". Muitas pessoas também se referem ao Reiki como caminho para o crescimento espiritual e pessoal.

Apesar de muitas pessoas não verem o chi, os físicos modernos nos dizem que, para além do nível das menores partículas de matéria, a energia existe em qualquer lugar, no ar que respiramos, na nossa comida e água, e na luz do sol. Até mesmo objetos inanimados possuem uma frequência de energia baixa ou lenta.

Fundamento de todas as formas de vida

A Energia da Força Vital é o fundamento de todas as formas de vida, um tipo de substância cósmica sutil que apoia, nutre e sustenta o ciclo de nascimento, vida e morte de todos os seres vivos. Quando estamos em contato com essa energia por meio da oração, da meditação ou do Reiki, sentimo-nos menos separados e cada vez mais completos com nós mesmos e com o todo da criação. Experienciamos uma sensação de unidade, tornamo-nos mais cientes do nosso lugar ou papel no grande esquema das coisas e, ao mesmo tempo, sentimo-nos apoiados, seguros, abertos e confiantes em nossas habilidades, para sermos tudo que podemos ser, sem dúvida ou apologia. Podemos dizer que essas experiências espirituais ou pessoais são a Essência do Reiki, em oposição à Forma, que são os métodos físicos e mentais de fato, para usar e compartilhar o Reiki.

A partir do Budismo e de outras tradições espirituais do Oriente, compreendemos que há dois tipos principais de Energia da Força Vital: Interna e Externa. A Energia da Força Vital Interna é a energia sutil que há dentro do corpo e da mente de todos os seres vivos. A Energia da Força Vital Externa existe nas plantas, flores, árvores, pedras, minerais e cristais, e essa energia é muitas vezes aproveitada para propósitos de cura, como nos Florais de Bach, na cura com cristais, nas essências florais, na homeopatia e nos remédios feitos com ervas. Até mesmo um passeio pelo campo pode ter um efeito calmante e de cura, já que possui tanta Energia da Força Vital Externa disponível que eleva nossa própria energia interna. Essa energia natural tem um efeito correspondente no nosso corpo e na nossa mente. Mas, se passarmos muito tempo em áreas urbanas ou ambientes estressantes onde essas energias naturais são limitadas, isso pode adversamente afetar nossa saúde, especialmente se não somos capazes de transcender mentalmente ou nos elevar acima dessas situações.

A Energia da Força Vital Interna permeia caminhos ou meridianos sutis no corpo humano. Quando esses caminhos estão bloqueados ou desequilibrados, em razão de estresse, por exemplo, uma doença pode ser o resultado. As terapias mais complementares buscam ajudar a reequilibrar o corpo e a mente e limpar essas energias internas, promovendo, dessa forma, saúde e bem-estar. É assim também que o Reiki funciona como técnica de cura.

Existem muitos níveis de Energia da Força Vital Interna e Externa no Universo. Em um nível, o Reiki pode ser visto como a forma mais pura da Energia da Força Vital Externa e ter um efeito profundo na nossa saúde e bem-estar ao reequilibrar, limpar e renovar nosso Sistema Interno de Energia. Quando o Reiki entra em contato com a Energia da Força Vital Interna que está bloqueada, lenta ou desequilibrada, ele naturalmente e sem esforço algum dissolve, transmuta e aumenta a qualidade da energia ao nível mais alto de saúde que seu corpo, mente e ambiente irão permitir.

Uma energia consciente

Quando as Energias da Força Vital Interna e Externa estão em harmonia, possuem o mesmo nível de pureza e existem na mesma extensão de onda ou frequência, elas são muito similares. A única diferença é que a Energia da Força Vital Interna possui consciência ou mente, e não pode existir separadamente.

Por causa da relação próxima entre a consciência e a Energia da Força Vital Interna, é fácil acreditar que o senso de proximidade ou fraternidade que sentimos em relação às árvores, aos cristais, à Terra ou a outras fontes de Energia da Força Vital Externa se deve ao fato de eles possuírem uma personalidade ou mente. A Energia da Força Vital Externa, como existe em árvores, cristais e na Terra, não possui consciência ou mente. No entanto, isso não faz deles objetos "vivos" menos especiais ou sagrados.

Nossas energias internas e nossa mente são inseparáveis e possuem uma relação muito dependente e íntima. De fato, apesar de não notarmos normalmente, nossos pensamentos e sentimentos "percorrem" nossas energias internas. Se carregarmos Energia da Força Vital Interna positiva de boa qualidade, talvez porque seja melhorada com o Reiki, fica fácil para nós desenvolvermos estados de consciência positivos, e geralmente atraímos experiências de vida positivas e lidamos com problemas com maior facilidade. Da mesma forma, se conscientemente tentamos criar estados de consciência positivos (como confiança, bondade e sabedoria), aumentará a qualidade das nossas energias internas e, por sua vez, melhorará nossa saúde e muitos outros aspectos de nossas vidas. Com uma boa motivação, o Reiki pode nos ajudar muito a melhorar a qualidade de nossas vidas, auxiliando-nos a sermos seres mais completos e saudáveis em todos os níveis e, portanto, beneficiando naturalmente aqueles ao nosso redor.

Hawayo Takata, considerada por alguns praticantes tradicionais do Reiki Ocidental a Terceira Grande Mestre de Reiki, explicou o seguinte nos anos 1970, em artigo para um jornal havaiano: "Aqui está o grande espaço, que se encontra ao nosso redor, o Universo. Existe energia gigantesca e sem-fim. É universal. Sua fonte última é o criador. É uma força ilimitada. É a fonte de energia que faz as plantas crescerem e os pássaros voarem. Quando um ser humano sente dores ou tem problemas, ele pode se basear nisso. É uma fonte externa, uma extensão de onda de grande poder, que pode revitalizar e restaurar a harmonia. É a Natureza. É Deus. O poder que Ele dispõe para Seus filhos que o buscam".

Mais do que apenas energia

Muitos praticantes de Reiki, tanto com base religiosa quanto não religiosa, notam suas vidas espirituais renovadas ou renascidas como resultado do Reiki, quase como se ele tivesse a habilidade de guiar as pessoas, se assim desejarem, a uma percepção mais profunda de sua própria espiritualidade ou potencial para crescimento pessoal.

Então parece que existem muitas facetas do Reiki, não sendo apenas uma Energia. De fato, isso sugere que o Reiki possui sabedoria e compaixão ou que é uma expressão de um nível de consciência, cuja essência é a sabedoria e compaixão completas. Se sabemos que a consciência percorre a Energia da Força Vital Interna, então talvez possamos ver o Reiki como a Energia da Força Vital Interna Universal da forma mais aberta, avançada, expandida e pura da consciência. O Reiki pode apenas parecer para nós, atualmente, uma energia externa por causa da nossa falta de *insight* profundo e da nossa percepção limitada.

Vento Puro Vindo de uma Terra Pura

Muitos textos budistas fazem referência à Energia da Força Vital como um Vento Sutil, e essa é uma boa descrição de quantas pessoas experienciam o Reiki. Portanto, poderíamos nos referir ao Reiki como um Vento Sutil Puro ou uma bênção que vem de um lugar especial, talvez Vento Puro Vindo de uma Terra Pura. "Terra Pura" é o termo budista para paraíso; uma manifestação visível da mente da iluminação.

Como seres limitados, vivemos em um mundo de dualidades conceituais conflitantes; bom e mau, luz e escuridão, interno e externo, ter e não ter, eu e outros. A essência do Reiki parece transcender e ir além da dualidade de um mundo interno ou externo, em direção a uma completude equilibrada, unidade e plenitude, em que não há limitações de identidades ou barreiras entre o eu e o outro. Por fim, o Reiki é inexprimível ou indescritível, apenas experimental, bondade sem barreiras, sabedoria, beleza e perfeição.

O Desperto

Muitas tradições espirituais honram a ideia de "Iluminação Total". De fato, a palavra "Buda" significa "o Desperto". A mente da iluminação é onisciente; permeia o tempo e o espaço todo, e distingue a natureza de todos os fenômenos, direta e simultaneamente. É a síntese da grande paz, alegria, amor, compaixão e sabedoria.

O principal propósito de Buda é evitar ou aliviar o sofrimento e trazer todos os seres para o mesmo estado de completa consciência ou plenitude, se é isso que desejam. Muitos seguidores de outras religiões também ligam essas ideias com suas próprias percepções ou experiências de Deus. Então, talvez o presente do Reiki como técnica de cura seja simplesmente uma expressão ou emanação da bondade com amor: uma forma de bênção, fortalecimento e uma conexão a uma fonte maior que fica próxima da nossa própria natureza real, e isso possui nossas próprias boas intenções como guia.

Confinar o Reiki a uma definição conveniente é difícil e possui um valor limitado. Quando experienciamos o Reiki, parece vir de uma fonte externa. Se acreditamos que vem de um criador externo, ou é um reflexo da nossa própria natureza superior ou potencial maior, não é importante. Não existem sistemas de crença ou dogmas atrelados ao Reiki. É ensinado e praticado em quase todos os países do mundo. Sua inteligência pacífica e curativa estende-se para além dos limites religiosos, culturais e políticos. O Reiki é um fenômeno experimental, singularmente pessoal, ainda que completamente universal.

Um caminho, mas não o único

O Reiki se encaixa perfeitamente em qualquer estilo de vida, material, mental, emocional e espiritualmente. O Reiki nos dá exatamente o que precisamos enquanto indivíduos, ajudando-nos a desenvolver nossas qualidades únicas, talentos e ambições, de uma forma que nos aproxima mais do nosso potencial ilimitado e da nossa natureza interna, a conexão que compartilhamos com todos os seres vivos. Qualquer explicação do que o Reiki é, ou o que pode fazer, é meramente um arranhão na superfície.

A verdadeira essência do Reiki vai para além de conceitos, palavras e ideias. No entanto, precisamos das palavras e ideias ou "forma" para ensinar, comunicar e compartilhar o Reiki com os outros. Nesse sentido, a Forma Tradicional, como é ensinada pelos Mestres de Reiki desde a época do dr. Usui, é uma porta de entrada importante para a essência. Precisamos discutir e compartilhar nossas experiências com o Reiki para atingir a clareza mental sobre seu significado, a fim de digerir e integrar esses *insights* dentro do nosso ser, para nos permitir seguir em frente e enriquecer nosso dia a dia. Então também precisamos de uma forma no aspecto dos pensamentos conceituais e da linguagem para nos permitir abrir nossos corações e nossas mentes, e gradualmente aprender nossas lições.

Para algumas pessoas, o Reiki é simplesmente uma técnica útil de cura. Para outras, pode ser um complemento para o atual caminho espiritual ou então o próprio caminho para crescimento espiritual e pessoal. De acordo com a forma como vemos o mundo, cada um de nós terá uma opinião e experiência diferente em relação ao Reiki. No entanto, todos nós compartilhamos o mesmo desejo básico de ser feliz e a mesma oportunidade de nos beneficiarmos com o Reiki, então neste cenário somos uma mente só.

Todos carregamos dentro de nós a habilidade de curar nós mesmos e os outros. Algumas pessoas podem acessar isso facilmente por meio de orações ou meditações sem o Reiki. O Reiki não é essencial para desenvolver uma habilidade de cura ou para avançar no caminho espiritual, mas pode ajudar muito.

A História do Reiki

Sistemas de cura similares ao Reiki possuem referências em muitas escrituras religiosas antigas. No entanto, podemos ter certeza de que as origens do Reiki vão para além do histórico registrado. Como muitas das grandes culturas foram sumindo, seus conhecimentos sobre técnicas de cura também sumiram, foram diluídos ou absorvidos por outras tradições. Sempre que um sistema simples e eficiente de cura para o corpo, a mente e o espírito é altamente necessário, o Reiki surge de uma forma ou de outra.

Desde que o Reiki veio pela primeira vez para o Ocidente do Japão, a tradicional "História do Reiki" se tornou uma parte fundamental e muito apreciada dos ensinamentos da prática por muitos Mestres de Reiki. A maioria dos praticantes de Reiki ouve essa história, e até recentemente ninguém questionava a veracidade dela. Grande parte dos Mestres de Reiki ocidentais traça sua linhagem até Hawayo Takata. Ela é reconhecida por muitos no Ocidente como a Terceira Grande Mestre de Reiki e, como se verá mais adiante, quem trouxe o Reiki do Japão. Em algum momento durante essa transição, a história original do Reiki foi adaptada, provavelmente com boas intenções, para que fosse mais aceitável ou talvez compreendida com mais facilidade pelos ocidentais.

Quando a história do Reiki foi contada pela primeira vez no Ocidente, deve ter soado muito estranha, talvez até pagã, sem o aspecto cristão que deve ter sido introduzido por Hawayo Takata ou seu Mestre, dr. Chujiro Hayashi. Também, uma América pós-guerra não estaria com uma mentalidade muito pró-japoneses e, consequentemente, não estaria muito receptiva ao Reiki como técnica de cura japonesa não cristã. Independentemente de quem decidisse praticá-lo e por qual motivo, essa poderia ser considerada uma decisão muito sábia e corajosa. Eles devem ter percebido que um dia, talvez quando o momento fosse mais oportuno, a história mais precisa seria amplamente conhecida e a versão adaptada já teria servido seu propósito ao facilitar a aceitação do Reiki e divulgá-lo ainda mais. Se vemos a principal função do Reiki como o alívio do sofrimento e a melhoria da qualidade de vida, então, quanto mais pessoas se beneficiarem dele, melhor. Nesse sentido, adaptar a história original pode ter sido uma decisão sábia e que agora já serviu a seu propósito.

Praticantes de Reiki ocidentais estão diante de uma transição rumo à percepção mais clara de nossas raízes. Alguns Mestres de Reiki, nos últimos anos, trabalharam bastante para descobrir uma versão mais fiel da história dele. Apesar de essa pesquisa estar longe de ser concluída, estamos começando a visualizar algo concreto a partir do trabalho deles. Isso aponta para uma versão fascinante, mais completa e clara dos eventos que permeavam a vida de Mikao Usui e como o Reiki é ensinado hoje em dia no Japão, como ele ensinava originalmente.

Tanto a história ocidental tradicional como a versão mais concisa dessas últimas pesquisas são apresentadas neste capítulo. Parece que a nova informação sobre Mikao Usui e o "Reiki japonês" está constantemente vindo à luz, e isso possivelmente vai continuar por um bom tempo. Se você quiser tomar conhecimento dessa informação assim que ela for amplamente disponibilizada, precisará acessar a internet. Nela existem alguns artigos excelentes e diversas informações interessantes sobre muitos aspectos do Reiki.

Há muitos aspectos da história tradicional do Reiki que não são reconhecidos ou comprovados no Japão. No entanto, a história tradicional ainda é relevante e uma parte única da nossa cultura e herança do Reiki. Ela, sem dúvida, continuará a ser contada de uma forma ou de outra por muitos anos. Em essência, é muito próxima da versão original japonesa, e tem uma "energia" especial quando é contada como parte de uma palestra pública ou durante as aulas do Primeiro Nível do Reiki. Próxima ao coração do Reiki, certamente comunica muitos *insights* valiosos à prática e compreensão do Reiki. Por essa razão, pode superar o teste do tempo unida à nova informação que iremos receber do Japão.

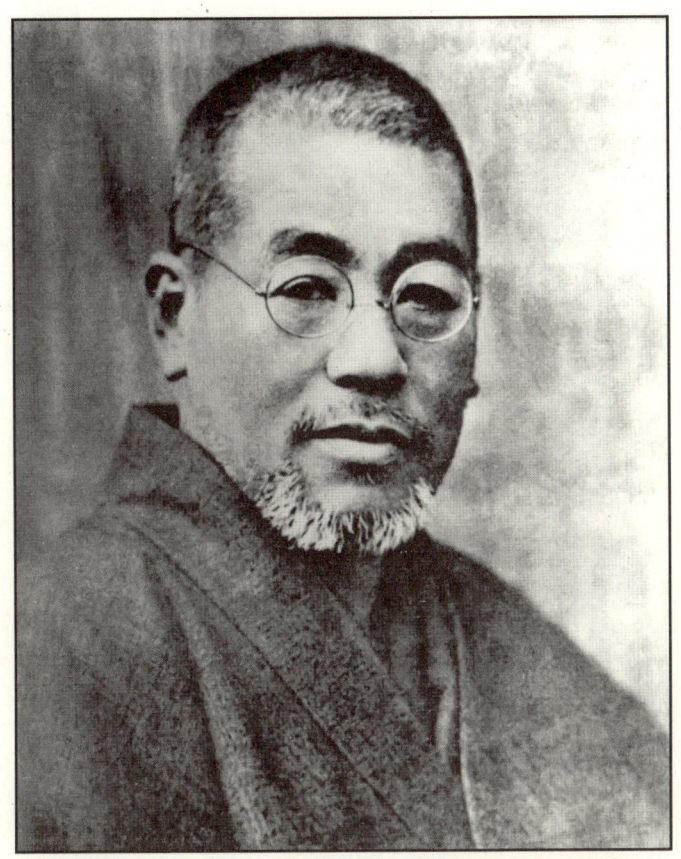

Figura 2.1 – Dr. Mikao Usui, fundador do Reiki
(Usada com a bondosa permissão de Phyllis Lei Furumoto)

A história tradicional

Não há muito tempo, vivia um homem com uma inquietação fumegante: "Como Jesus curou?". Poderiam aqueles que também seguiam um caminho de desenvolvimento espiritual similar ao de Jesus curar como Ele havia feito? Em síntese, era verdade o que Jesus disse: "Tudo o que Eu fiz vocês também podem fazer, e coisas ainda maiores"? A história dessa jornada tem sido passada de mestre para estudante, em sua forma original, desde que o Reiki começou a ser ensinado. Uma compreensão pessoal dessa parábola moderna, que possui muitas lições sobre a natureza humana, cura e completude, sempre foi encorajada e é central para uso e prática bem-sucedidos do Reiki como conhecemos hoje.

Dr. Mikao Usui nasceu em 1864, no Japão, e foi criado por missionários cristãos. Enquanto grande parte das crianças japonesas era criada com as tradicionais religiões Xintoísmo ou Budismo, Mikao Usui estudou a Bíblia e as histórias e os ensinamentos de Jesus. Após sair da escola e escolher estudar religião, tornou-se professor de teologia e foi finalmente apontado como diretor e pastor de uma escola cristã para garotos.

Em uma manhã, enquanto conduzia um sermão na capela, ele foi questionado por muitos dos garotos do último ano sobre suas crenças. Eles perguntaram se ele literalmente acreditava nos milagres bíblicos que Jesus praticou. Ele respondeu que sim. Então pediram que demonstrasse sua fé praticando um milagre! Ele ficou sem ter o que falar e achou incrível que uma simples pergunta pudesse balançar suas crenças por completo. Profundamente impactado por esse incidente, ele sentiu realmente que não poderia mais ensinar sobre a vida e os exemplos de Jesus. Então decidiu se demitir e dedicar o restante de sua vida aprofundando sua fé e descobrindo como tais milagres de cura poderiam ser feitos. Em seu interior, sabia que, se sua fé fosse verdadeira, conseguiria receber o dom da cura e ajudar muitos outros a fazerem o mesmo. Ele sabia que, se não seguisse esse chamado, se arrependeria muito mais tarde na vida.

Uma procura por Cristo

O Cristianismo não era muito forte no Japão, então dr. Usui emigrou para a América, onde passou muitos anos estudando as escrituras cristãs com muita atenção. Ele explorou suas questões com muitos acadêmicos e membros da Igreja. Muitas vezes era desencorajado e desestimulado pelas respostas deles, e muitas vezes se sentia distante de encontrar a verdade. Porém, ele desenvolveu ótimos recursos pessoais e passou a depender menos das respostas daqueles que conhecia e mais de seu próprio relacionamento cada vez mais aprofundado com Deus e também de sua sabedoria natural e intuitiva. Durante sua busca, ele experienciou muitas coincidências e muitas vezes se sentia guiado – e às vezes praticamente empurrado – a situações que possuíam pistas e sinais sobre o próximo passo de sua jornada. Essas ocorrências (tais como a chance de encontrar outras pessoas em caminhos espirituais semelhantes e os *insights* subconsequentes que aconteceram) encorajaram e aprofundaram sua fé e permitiram que ele confiasse que seria mostrado, ou que "saberia" onde procurar em seguida.

Dr. Usui também estudou as escrituras e os ensinamentos de muitos outros professores espirituais e místicos famosos, não exclusivamente da tradição cristã. Ele sentia que isso iria complementar e enriquecer sua própria fé e compreensão do caminho espiritual e sua busca pelo dom da cura. Estudava os ensinamentos de Buda com frequência, os depoimentos de seus discípulos e a prática da cura, que para ele pareciam muito similares aos de Jesus e seus seguidores. À medida que ia descobrindo mais similaridades entre o caminho budista e o cristão, ele gradualmente foi percebendo dentro de si que as respostas finais para suas perguntas poderiam estar muito mais próximas de casa!

Após sete anos na América, dr. Usui retornou a Kyoto, Japão, para estudar os sutras budistas, os registros da vida de Buda e seus ensinamentos mais profundamente. Ele visitou muitos centros budistas; no entanto, descobriu que os monges e freiras budistas, assim como os missionários cristãos, basicamente ensinavam e encorajavam o crescimento espiritual, e a prática de cura foi considerada uma distração para tal crescimento. O propósito principal da missão deles era ajudar as pessoas a encontrar a felicidade interior independentemente dos problemas externos, como doença ou pobreza, que elas mais cedo ou mais tarde não podem evitar. A cura foi deixada para as práticas convencionais e complementares da medicina.

Encontrando Buda

Durante seus estudos e viagens pelo Japão, dr. Usui conheceu um abade zen-budista que teria um efeito profundo nele e em seu caminho espiritual. O abade convidou-o para viver e estudar em seu monastério, e por muitos anos dr. Usui permaneceu lá. A calma, a clareza e o ambiente tranquilo do lugar lhe proporcionaram o espaço perfeito para avaliar o trabalho que havia feito na América, e durante sua estadia se tornou cada vez mais convencido de que o único local para procurar a habilidade de cura era dentro dele mesmo.

O abade foi uma grande inspiração, e eles passavam muitas horas discutindo seu progresso e como ele atingiria seus objetivos da melhor forma. Seu relacionamento com o abade se desenvolveu e dr. Usui passou a reconhecê-lo como um grande homem, porém bem humilde, com uma fonte de conhecimento e compaixão sem limites. O abade tornou-se o guia espiritual de dr. Usui ao longo do caminho interno à fonte de seu próprio ser. A cura interna do próprio dr. Usui – ou o desenvolvimento ou florescimento de sua própria consciência – o levaria muito perto do dom da cura.

Estudando os sutras

Dr. Usui estudou e meditou sobre as escrituras budistas, ou sutras, em japonês, chinês e sânscrito (uma das mais antigas e mais sublimes linguagens espirituais, que o próprio Buda Shakyamuni falou e ensinou há mais de 2 mil anos). Nos textos sânscritos antigos, ele descobriu os símbolos que o levariam, por meio da oração e da meditação, às técnicas de cura que buscava. No começo, não sabia exatamente o que fazer com os símbolos ou como usá-los como ferramentas de cura.

À medida que seus estudos iam progredindo, encontrou passagens nos sutras que pareciam sobressair ou "falar" com ele, e leu e meditou sobre esses mesmos ensinamentos com frequência, cada vez atingindo um significado mais profundo. Ele discutia suas ideias com os monges e o abade frequentemente, sempre tentado manter firme o aprofundamento de sua percepção. Essa dedicação constante permitiu que desenvolvesse e expandisse sua própria consciência para que conseguisse *insights* claros sobre a natureza da mente e como isso não apenas possuía o poder de criar, mas de curar doenças físicas, emocionais e mentais. Ele ficou mais ciente do sofrimento dos outros, e essa forte empatia fez seus esforços ficarem mais determinados ainda.

Retiro na montanha

Dr. Usui sabia que havia estudado tudo que podia e que as respostas que buscava estavam finalmente ao seu alcance. Ele foi até um retiro em uma montanha budista sagrada perto de Kyoto que possuía um nível de Energia da Força Vital especialmente puro. Lá, jejuou e meditou por três semanas, purificando as últimas barreiras em sua própria mente e abrindo-se completamente para o que estivesse pronto para receber. Falou ao abade no monastério que, se ele não voltasse dentro de 21 dias, eles deveriam ir buscar seu corpo para o enterro. Ele estava tão focado em sua missão e motivado pelo desejo de fazer o bem aos outros que não pretendia voltar sem uma resposta para todas as suas questões.

Andando os 27 quilômetros até a montanha, encontrou um lugar calmo junto a um riacho. Ele pretendia beber apenas água durante o retiro, pois, por experiência própria, sabia que assim teria mais clareza e poder em suas meditações. Guardou com ele 21 pedras, e cada dia jogava uma fora para marcar o tempo. Meditou sobre as lições que recebeu no monastério sob a tutela do abade. Sua concentração estava muito forte e estabilizada, suas energias internas estavam tão claras que ele facilmente conseguia manifestar ou experienciar continuamente a pureza de sua própria luz interna ou da mente muito sutil. Quando esse nível muito alto de consciência é completamente purificado, torna-se a mente onisciente de Buda ou, talvez, por outra perspectiva, crie uma completa união com Deus ou a consciência cristã.

Um fim e um começo

Uma certa manhã, dr. Usui percebeu que só tinha mais uma pedra. Era o último dia de seu retiro. Ele meditou durante a escuridão que antecedia a primeira luz da manhã e passou por todo tipo de sentimentos e lembranças da sua vida. Ele sabia que sua jornada estava acabando e que em breve sua vida se extinguiria ou ele receberia o dom da cura para compartilhá-la com os outros. Sua fé e devoção eram completas; ele fez tudo que podia e agora sabia que havia chegado a um ponto sem volta.

Encarando a escuridão, viu uma luz no horizonte onde esperava ver o sol nascendo. Ela ficava cada vez mais forte e parecia ir em sua direção muito rápido. Ele percebeu que, se não se movesse, ela iria atingi-lo. Estava determinado a relaxar, abrir-se e permitir que essa experiência acontecesse, independentemente para onde o levasse. Manteve-se centrado e permaneceu onde estava, sabendo que isso seria um fim e um começo. A luz atingiu sua testa e ele perdeu a consciência.

Consciência da luz clara

Quando dr. Usui acordou, já era meio-dia. Ele se lembrava de tudo que acontecera. Depois que a luz o atingiu, passou a perceber lindas cores e sensações, seguidas de uma forte luz que preenchia a totalidade do espaço – a natureza da sabedoria pura, compaixão e felicidade suprema. Nessa luz, grandes bolhas transparentes apareceram, cada uma contendo os símbolos sânscritos que ele havia encontrado nos textos budistas. Quando conseguia memorizar o conteúdo da bolha, ela seguia e a próxima aparecia. Seu corpo, sua fala e sua mente estavam completamente fortalecidos pela energia do Reiki e pelos símbolos, e ele compreendeu o significado completo de cada um dos símbolos.

Esse conhecimento surgiu espontaneamente, quase como se o doador e o receptor tivessem uma mesma natureza. Era como se ele tivesse se esquecido apenas temporariamente dessa verdade interna, e agora relembrava ou resgatava esse conhecimento das profundezas do seu ser. Ele chamou isso de Reiki ou Energia da Força Vital Universal.

Quatro milagres do Reiki

Dr. Usui sentiu-se profundamente tocado, privilegiado e animado pelo que aconteceu, e queria voltar rapidamente ao monastério para compartilhar suas experiências com o abade, que tanto lhe dera e que havia sido tão atuante em sua busca pelo Reiki.

Em sua pressa para voltar ao monastério e contar sobre sua descoberta ao abade, dr. Usui topou seu dedão em uma pedra. O dedão sangrou dolorosamente e ele, rápido, sentou e segurou-o entre suas mãos. O machucado sarou imediatamente. Esse foi o primeiro milagre de cura do Reiki.

Em sua viagem de volta, parou em um restaurante de estrada e pediu uma refeição completa. A princípio, o cozinheiro se recusou a servi-lo, notando que o doutor acabara de voltar de um jejum prolongado e afirmando que uma refeição daquele porte poderia fazer muito mal. Mas dr. Usui insistiu e, posteriormente, não sentiu nenhum mal-estar. Esse foi o segundo milagre do Reiki. A refeição foi levada pela neta do cozinheiro, que estava com muita dor por causa de um dente infeccionado. Dr. Usui perguntou se poderia tocar a área inchada; a dor sumiu e o inchaço imediatamente diminuiu. Esse foi o terceiro milagre de cura. Dr. Usui estava eufórico e continuou sua viagem ao monastério para contar a boa notícia.

No monastério, os monges disseram a dr. Usui que o abade estava confinado em seu quarto, sofrendo de artrite. Ele se banhou e colocou roupas limpas para visitar o abade, que ficou muito feliz em vê-lo e ouvir sobre sua descoberta. O abade pediu uma demonstração, que imediatamente aliviou sua condição. Eles discutiram como dr. Usui poderia fazer uso de seu dom de cura e quais pessoas estavam mais precisando de Reiki.

Dr. Usui decidiu viver nas favelas de Kyoto, onde iria oferecer Reiki aos pobres e moradores de rua. Então, quando estivessem prontos, ele os ajudaria a encontrar um emprego e mandaria alguns dos mais jovens para o monastério, onde os monges dariam treinos de habilidades que os ajudassem na vida. O abade era muito a favor das intenções de dr. Usui, mas o lembrou: "Você deve curar a pessoa por inteiro, uma cura temporária do corpo e da mente não é o suficiente; as pessoas devem estar genuinamente buscando uma mudança positiva a longo prazo dentro delas mesmas antes de uma cura permanente ser possível".

Uma lição valiosa

Dr. Usui passou vários anos praticando e ensinando Reiki nas áreas mais pobres de Kyoto e, apesar de suas intenções e ofertas de ajuda muitas vezes se encontrarem com descaso, ele não desistia, já que muitas pessoas pareciam se beneficiar do Reiki. No entanto, após algum tempo, começou a ver alguns de seus alunos mais antigos de Reiki pedindo esmolas na rua novamente e perguntou por que estavam fazendo aquilo. Eles responderam que trabalhar e ganhar um sustento era muito mais difícil do que sair para pedir dinheiro todos os dias. Mesmo que fossem aptos para sustentarem a si mesmos, faltava o empenho ou desejo para continuar melhorando ou mantendo sua situação atual.

Ao perceber isso, dr. Usui se sentiu muito desmotivado. Ele desistiu de sua missão e se retirou para meditar sobre o que havia acontecido. Pensou nos monges e na ênfase que davam para a importância do encorajamento à disciplina moral, ao autodesenvolvimento e à ética espiritual, e percebeu que era esse aspecto que faltava em suas aulas sobre a cura para os mendigos. Parecia que o Reiki os havia ajudado a verem que outro modo de vida era possível, e inicialmente isso os apoiou e proporcionou mudanças físicas e mentais positivas. No entanto, o desejo deles por mudanças permanentes era fraco e não se embasava em uma intenção constante e forte de melhorias em si mesmos ou em uma compreensão do perigo da espiral decrescente em que se encontravam física, mental e espiritualmente.

Em consequência, o ápice da moralidade e das atitudes melhoradas foi diminuindo e eles foram arrastados de volta pelo peso de seus hábitos antigos e profundamente enraizados. Não era um julgamento sobre como todos os mendigos deveriam viver, pois todos nós temos o direito de determinar nosso próprio caminho, e, de fato, muitos dos primeiros pacientes, que sinceramente tentaram, conseguiram transformar suas vidas permanentemente com a ajuda do Reiki. Então, dr. Usui teve de rever toda a sua abordagem para o compartilhamento do Reiki com os outros e, depois de muita contemplação e meditação, apresentou os Cinco Princípios do Reiki como parte diária da prática:

Apenas por hoje, não se preocupe.
Apenas por hoje, não sinta raiva.
Honre seus pais, seus professores e os idosos.
Ganhe sua vida honestamente.
Mostre gratidão por todos os seres vivos.

Esses são os princípios ensinados por muitos Mestres de Reiki ocidentais, e são bem similares à versão japonesa, originalmente atribuída ao imperador Meiji do Japão (1868-1912). Na lápide de dr. Usui, são chamados de Os Cinco Princípios do Imperador Meiji (veja a inscrição na lápide de Usui nas páginas 64-67).

Uma lamparina no escuro

Dr. Usui percebeu que, no geral, ele tinha de procurar aquelas pessoas com um desejo real de melhoria das suas qualidades internas, assim como sua qualidade de vida. Ele decidiu começar a viajar pelo Japão ensinando Reiki em qualquer lugar que as pessoas estivessem tentando criar uma vida melhor ou buscando uma oportunidade para aprender e crescer.

Ao chegar a uma cidade, ele frequentemente andava pelas ruas durante o dia com uma lamparina acesa. As pessoas riam dele e perguntavam por que levava aquela luz. Tendo atraído a atenção delas, ele dizia: "Tudo que vejo aqui é escuridão; se vocês querem saber mais sobre a sua luz interior, devem vir para minha palestra e demonstração hoje à noite". Lá ele contava a história do Reiki e curava as pessoas, e assim foi como muitas pessoas aderiram ao Reiki no Japão.

O Reiki chega ao Ocidente

Em meados da década de 1920, dr. Usui conheceu dr. Chujiro Hayashi, um oficial da reserva naval de 47 anos. Dr. Hayashi havia passado a maior parte da sua vida profissional nas forças armadas, mas sempre teve interesse pelo caminho espiritual e a arte da cura. Dr. Hayashi deve ter ficado muito tocado e impressionado pela presença pacífica, porém poderosa, de dr. Usui, sua profunda sabedoria e compaixão genuína. Após praticar e experienciar o Reiki por algum tempo sob a orientação de dr. Usui, decidiu devotar o restante de sua vida à prática e ao ensino de Reiki.

É dito que dr. Usui e dr. Hayashi trabalharam muito juntos para desenvolver a atual "Forma do Reiki", ou seja, a melhor forma de dar tratamentos, as 12 posições da mão, os diferentes níveis de treinamento e como ensinar o Reiki. O legado e o presente de dr. Hayashi para nós é um sistema de cura muito claro, forte e simples, e que nos possibilita manter o Reiki fiel à Essência da intenção de dr. Usui. Essa combinação de Essência e Forma cria uma linha clara de como praticar e ensinar o Reiki, para que os praticantes muitos séculos depois ainda possam experienciar a Essência do Reiki e praticar a Forma como foi passada para outras pessoas há muitos anos. À medida que mais pessoas são iniciadas no Reiki, o planeta inteiro pode se beneficiar; níveis mais profundos e claros da consciência e compreensão vão surgir naturalmente na mente daqueles que buscam uma solução duradoura para problemas globais e pessoais, mas essa continuidade da cura global só será possível se conseguirmos manter a Forma do Reiki próxima da intenção de dr. Usui.

Após a morte de dr. Usui, dizem que dr. Hayashi se tornou o Segundo Grande Mestre de Reiki. Dr. Usui foi enterrado em um templo próximo a Kyoto, com a história de sua vida escrita em uma lápide (veja a tradução no fim deste capítulo). Dizem que a cova foi homenageada pelo imperador do Japão.

Uma nova era para o Reiki

Em Tóquio, dr. Hayashi comandou uma clínica de Reiki muito bem-sucedida com outros praticantes até 1940. Durante esse tempo, ele ensinou e passou o Reiki para muitas pessoas, e manteve registros detalhados de todos os casos. Mais para o fim da década de 1930, dr. Hayashi teve uma série de *insights* e intuições em relação à guerra mundial iminente e como iria afetar a ele mesmo e o futuro do Reiki. Por causa da sua antiga experiência militar, ele não poderia evitar servir novamente. Incapaz de conciliar sua vida como curador com a possibilidade de ferir outras pessoas, e compreendendo que a guerra em potencial fazia do futuro do Reiki algo incerto no Japão, decidiu conferir o título de Grande Mestre a alguém que pudesse continuar seu trabalho em outro lugar. Ele escolheu a sra. Hawayo Takata para ser a Terceira Grande Mestre de Reiki. A sra. Takata era uma Mestre de Reiki experiente e muito respeitada no Havaí e, até onde sabemos, foi a primeira pessoa a levar o Reiki para além da costa do Japão – uma escolha que simbolizava a confiança e fé que dr. Hayashi depositava nela.

No fim de sua vida, dr. Hayashi ensinou à sra. Takata tudo que ele aprendeu de dr. Usui, além das coisas a partir de sua própria experiência. No dia em que morreu, convocou sua família mais próxima, deu o seu adeus e deixou com eles mensagens especiais e particulares. Ele sentou na posição tradicional japonesa, meditou e rezou por um período curto. Então respirou profundamente e morreu em paz. Dr. Hayashi, como seu próprio Mestre, dr. Usui, foi um grande homem. Juntos, foram responsáveis pela criação e expansão de um dos sistemas de cura mais simples, profundos e completos que já conhecemos.

A história da sra. Takata

Hawayo Takata nasceu no Havaí em 1900, filha americana de pais japoneses. Quando tinha 29 anos, seu marido morreu e ela foi deixada sem dinheiro para cuidar das duas filhas pequenas. Aos 35 anos, teve problemas sérios de saúde, havia perdido muito peso e estava seriamente abalada pela morte de vários membros da família. No outono de 1935, depois que ela quase chegou ao fim de seu sofrimento, e após muita oração e busca interior, teve uma clara intuição de que a resposta para seus problemas estaria no Japão.

Desesperada, porém confiante de que sua intuição veio de Deus, ela foi para Tóquio visitar um amigo médico que trabalhava em um hospital de lá. Após muitos testes, disseram-lhe que sua única esperança era cirurgia. Ela havia tido outra intuição clara antes da operação de que esta não seria necessária e outra forma de tratamento apareceria para ela. Diante do pavor dos médicos e das enfermeiras, recusou a anestesia e saiu de seu leito. Enquanto saía do hospital, ela perguntou para seu amigo médico se ele conhecia algum outro tipo de tratamento; ele contou-lhe sobre a clínica de Reiki do dr. Hayashi. Ela visitou dr. Hayashi e, apesar do seu ceticismo inicial sobre o estilo simples e de imposição das mãos do Reiki, decidiu continuar a fazer tratamentos regulares com ele. Para sua surpresa e alegria, sua saúde começou a melhorar e continuou até que todos seus problemas tivessem acabado.

Reiki além do Japão

A vida da sra. Takata foi tão completa e maravilhosamente transformada pelo Reiki que, para retribuir, precisava aprender e compartilhá-lo com os demais. Ela perguntou ao dr. Hayashi se ele ensinaria Reiki para que ela pudesse praticá-lo no Havaí. O Reiki não havia sido praticado fora do Japão, e dr. Hayashi talvez tenha questionado se iria continuar verdadeiro às intenções de dr. Usui quando fosse interpretado por uma cultura diferente.

No entanto, mesmo nesse nível, ele deve ter percebido que o Reiki estava destinado a se espalhar para muito além do Japão, então concordou com o pedido da sra. Takata sob a condição de que ela continuasse no Japão enquanto praticante aprendiz por um ano. Durante seu aprendizado, aprendeu a tratar a si mesma, como aplicar o Reiki em outras pessoas e como desenvolver um profundo relacionamento pessoal com o Reiki, para que com o tempo precisasse cada vez menos da orientação do dr. Hayashi e dependesse mais de sua própria sabedoria, intuição e experiência. Dr. Hayashi ficou muito satisfeito com seu progresso durante o treinamento, e, pouco antes de ela retornar ao Havaí, ele a iniciou no Segundo Nível do Reiki.

Rumo a se tornar uma Mestre

Depois que a sra. Takata estabeleceu um consultório de Reiki bem-sucedido no Havaí por dois anos, ela convidou dr. Hayashi para visitá-la no começo de 1938. Ele ficou muito impressionado com o que ela havia conquistado e como havia respeitado e enfatizado a linhagem e tradição cultural do Reiki. Durante essa visita, a sra. Takata foi iniciada como Mestre de Reiki.

Dr. Hayashi reconheceu que a compreensão natural e a empatia pelo sofrimento dos outros de sra. Takata eram resultado de suas próprias experiências difíceis na vida. Durante os anos seguintes, ele também reconheceu suas qualidades de integridade profissional, honestidade e apreciação pelo valor e potencial do Reiki como uma técnica de cura e uma ferramenta para o crescimento espiritual e pessoal. Muitas vezes ele sentia que Hawayo Takata seria a pessoa ideal para proteger e continuar a linhagem do Reiki.

Em 1941, não muito antes de sua morte, mesmo já tendo ensinado outros mestres, ele decidiu que, por causa de sua dedicação total e grande exemplo de como "viver" o Reiki, a sra. Takata deveria sucedê-lo como a Terceira Grande Mestre de Reiki. Após a morte de dr. Hayashi, ela continuou a prática e o ensino de Reiki no Havaí por muitos anos, ensinando Mestres de Reiki apenas aos 70 anos, quando não teve dúvida de que seus alunos estavam prontos para receber e que ela e o Reiki estavam prontos para ensinar.

A Quarta Grande Mestre ocidental de Reiki

Hawayo Takata morreu em 11 de dezembro de 1980, após ensinar 22 Mestres nos Estados Unidos e no Canadá. Sua neta, Phyllis Lei Furumoto, tornou-se a Quarta Grande Mestre de Reiki e mantém esse título até hoje. Quando Phyllis era uma garotinha, lembra-se de ter ajudado sua avó a aplicar tratamentos de Reiki e de o Reiki ser uma parte natural do dia a dia. De certa forma, essa conexão logo cedo com a sra. Takata foi o começo de sua jornada e seu aprendizado para que um dia se tornasse ela mesma uma Grande Mestre. À medida que crescia, o Reiki foi se tornando uma presença menos óbvia em sua vida, e ela levava uma vida pessoal e profissional bem normal. Apesar de a sra. Takata sempre falar de seu trabalho com o Reiki, não foi até que Phyllis atingisse seus 30 anos que ela considerou os pedidos de sua avó para viajar e praticar Reiki com ela.

A decisão para fazer isso foi um ponto de transformação na vida de Phyllis. Elas passaram muito tempo juntas como colegas, praticando, conversando e discutindo sobre o Reiki! Às vezes, divergiam acerca da abordagem em relação à vida e ao trabalho com o Reiki. Esse relacionamento, e processo de aprendizado, até continuou por um tempo após a morte da sra. Takata, pois muitas vezes Phyllis sentia sua presença forte e serena. Suas diferenças e discussões como Mestres de Reiki foram uma fonte de *insights* e autoconhecimento e talvez tenham servido para dar a Phyllis a confiança em suas próprias ideias de como gostaria de atuar como Mestre de Reiki e, finalmente, Grande Mestre.

Uma comunidade global do Reiki

O conhecimento global do Reiki aconteceu pela notícia dada de boca em boca, nascido das experiências positivas individuais – um processo de crescimento muito natural e orgânico. Foi desejo da sra. Takata que o Reiki se tornasse uma forma de cura respeitada e bem conhecida ao redor do mundo. Atingir esse desejo remodelou, de certa forma, o papel do Grande Mestre. Atualmente, um Grande Mestre ocidental é menos uma figura espiritual, com a única responsabilidade de preservar a linhagem, e mais um facilitador que, por exemplo, pode possibilitar e encorajar praticantes, grupos e a comunidade do Reiki mais ampla a encontrarem, desenvolverem e estabelecerem seus próprios processos naturais de crescimento e ordem.

Recentemente, tendo o Reiki se tornado popular ao redor do mundo, Phyllis compartilhou suas responsabilidades e exigências em seu tempo com Paul Mitchell. Também um estudante de sra. Takata, e um Mestre de Reiki bem conhecido e respeitado, Paul possui grande experiência e habilidade natural para expressar e comunicar a Forma do Reiki Tradicional partindo de uma perspectiva ocidental. Esse aumento da ênfase na Forma começou em resposta à diversidade de pessoas e culturas que agora praticam Reiki e pela possibilidade de que, em tempo e sem a Forma, poderíamos de alguma forma diluir ou perder a habilidade de avaliar, alcançar e receber a Essência do Reiki.

Talvez possamos pensar no Reiki como uma árvore, com a Forma representando os galhos e a Essência, a seiva; ambas mutuamente dependentes e contribuidoras para um crescimento saudável contínuo. Para manter e proteger a habilidade de atingir puramente a Essência do Reiki, a simples Forma nos fornece um meio ou um cenário comum em um nível consciente em que os professores de Reiki podem se comunicar com seus alunos de forma similar. O Reiki parece, na verdade, encorajar diferenças de expressão e criação em um âmbito cultural e individual, enquanto a Essência dessas experiências continua eterna, universal e comum a todos.

Juntos, Phyllis e Paul se complementavam e amparavam, viajando como time e indivíduos, compartilhando seus conhecimentos e o exemplo de viverem o Reiki, ajudando a estabelecer grupos de Mestres capazes de carregar e comunicar a Essência e a Forma do Reiki dentro de suas próprias comunidades e culturas específicas. Talvez esse processo seja o meio de seguir em frente para o Reiki e os praticantes de Reiki. Quiçá, de certa forma, possamos nos tornar nossos próprios Grandes Mestres. Esse processo de autoempoderamento parece ser a mensagem que Phyllis e Paul estavam passando por meio de seus trabalhos.

Reiki japonês: um novo começo

Muitos aspectos da história ocidental tradicional do Reiki foram questionados, e a nova informação nos últimos anos, em relação às origens do Reiki como é conhecido e praticado no Japão, foi um sopro de ar fresco para a comunidade global do Reiki. Quase parecia que abrimos as janelas e permitimos a energia fresca entrar e nos conduzir a um novo nível de consciência. Tais mudanças muitas vezes levam a pequenos conflitos e diferenças de opinião, mas isso será apenas positivo se estivermos abertos a novas ideias e ao crescimento interno. Talvez o descobrimento dessa nova informação seja simbólico de uma oportunidade para vermos a nós mesmos e o Reiki, sob uma nova perspectiva.

O seguinte texto é um artigo de Frank Arjava Petter, bastante conhecido por seu trabalho de investigação e apresentação de informações em relação às raízes do Reiki e como é praticado atualmente no Japão. As visões que ele expressa nos oferecem uma perspectiva diferente, e talvez mais clara, sobre a linhagem do Reiki no Ocidente.

Reiki: Quem Está no Comando?

por Frank Arjava Petter

Eu tive a oportunidade de viver no Japão e dar aulas de Reiki desde 1993. Com a ajuda de minha esposa japonesa, Chetna, e de Shizuko Akimoto, um Mestre de Reiki japonês, tive contato com muitas pessoas que aprenderam Reiki com os antigos alunos de dr. Usui, assim como membros da família de dr. Usui e do Usui Shiki Ryoho de Tóquio. Durante esses encontros, discutimos a história do Reiki e como ele é praticado no Japão. Pelo auxílio dessas fontes, aprendi muitas coisas interessantes sobre o Reiki que não eram conhecidas pelo Ocidente.

Por muitos anos, todos nós olhávamos para a história do Reiki sob a perspectiva ocidental. Essa história teve algumas limitações, e, por causa das barreiras linguísticas e culturais entre o Japão e o Ocidente, não muitas das ideias no Ocidente puderam ser verificadas ou exploradas. A vida de dr. Usui ou o Sensei Usui, como é chamado por seus seguidores no Japão, era uma névoa envolvendo um personagem místico. Por isso, algumas informações erradas sobre o Sensei Usui e sua vida foram criadas. Recentemente, a pergunta sobre o verdadeiro sucessor de Sensei Usui veio à tona, e por esse motivo eu gostaria de esclarecer tudo de uma vez por todas.

Desde que o Sensei Usui morreu, em 9 de março de 1926, o Usui Shiki Ryoho, que ele fundou e presidiu, teve cinco presidentes sequenciais, os verdadeiros e únicos sucessores de Mikao Usui. O primeiro sucessor foi o sr. Ushida, que assumiu as responsabilidades depois que o Sensei Usui morreu. O segundo sucessor foi o sr. Iichi Taketomi; o terceiro, o sr. Yoshiharu Watanabe; o quarto, o sr. Wanami; e a atual sucessora é a srta. Kimiko Koyama.

Os títulos de Grande Mestre ou Seguidor da Linhagem não foram e não são usados no Usui Shiki Ryoho ou o Usui Kai, como é atualmente chamado. Consequentemente, esse título nunca foi passado para o sr. Chujiro Hayashi, como se acredita no Ocidente. O único sucessor do Sensei Usui foi o sr. Ushida, em 1926. O sr. Hayashi foi um dos muitos discípulos respeitados do Sensei Usui, mas não mais nem menos do que isso. Antigamente, discípulos como o sr. Hayashi, intitulados professores pelo presidente, muitas vezes possuíam seus próprios alunos. É por isso que existem tantas correntes diferentes do Reiki flutuando pelo Japão todo. No entanto, não existe dúvida quanto à liderança da srta. Kimiko Koyama atualmente.

A razão pela qual a verdade sobre o verdadeiro sucessor do Sensei Usui nunca veio à luz no Ocidente é bem simples. Anos atrás, ouvimos, por telefone, de um membro do Usui Kai, que eles não estavam interessados no Reiki que vinha de um país estrangeiro. Essa atitude explica por que a informação nunca foi oficialmente esclarecida. Os japoneses em geral aceitam bem as coisas, muito mais do que os ocidentais. Se está chovendo, está chovendo; e quando o sol brilha, ele brilha. Em relação às coisas que estão acontecendo longe dali, o interesse japonês é praticamente nulo. Isso serve para assuntos como a destruição ambiental, guerras internacionais, política e, claro, o Reiki e as inverdades que estão circulando sobre ele. Então, muito abuso foi perpetuado em nome do Reiki, por isso é pouco surpreendente que o Usui Kai japonês detenha seu conhecimento para si. Eles apenas não querem se envolver.

No entanto, eu não sou nem japonês nem possuo uma personalidade passiva, e tenho uma paixão pela verdade. É por isso que gostaria de deixar a informação anterior com todos vocês. O Reiki é energia pura, não importando como você o rotula. Não existe um Reiki certo ou errado. A energia não possui atributos morais e nunca pode ser possuída por alguém. É nosso patrimônio humano e, por isso, livre como o vento.

Neste espírito de amor, luz e harmonia, desejo o melhor para todos no caminho para a luz, do Japão com amor.

Frank Arjava Petter é um Mestre de Reiki que vive no Japão e é autor de *O Fogo do Reiki*, publicado em inglês sob o título *Reiki Fire* por Lotus Light Publications.

Para onde agora?

O artigo de Petter dá uma amostra sobre o tipo de nova informação que está vindo à luz em relação às raízes do Reiki. Suas ideias e observações servem para evidenciar a profundidade da paixão que muitos praticantes sentem em relação ao futuro do Reiki e como abordamos os tópicos sobre linhagem, forma e pureza da prática. Informações mais claras em relação à história do Reiki serão muito valiosas para que possamos nos alinhar com as intenções de dr. Usui e a essência do Reiki. No entanto, muitas dessas respostas estão com o indivíduo praticante porque, afinal de contas, esses são desafios pessoais e, portanto, oportunidades para um crescimento pessoal.

O seguinte artigo de Mary Ellis, uma Mestre de Reiki independente e inglesa, tem uma visão mais aprofundada sobre isso.

Integridade do Reiki: Somos Nós o Reiki?

por Mary Ellis

A atual confusão e fogo cruzado, que em alguns casos envolve processos entre Mestres, evidencia um tempo de reavaliação profunda, e às vezes dolorosa, do meu próprio aprendizado e desenvolvimento por meio da experiência do Reiki.

Eu conheci o Reiki em 1992. Fui a uma palestra introdutória e durante a noite nós colocamos nossas mãos no nosso chacra do coração, e foi como se tivesse voltado para casa. Eu sabia que, independentemente do que o Reiki fosse, ele era certo para mim. E em uma compreensão mais profunda e intuitiva, sabia que no final o Reiki seria tudo que precisaríamos para curar a nós mesmos e aos outros, ao permitir que o Reiki flua através de nós.

Reiki é Amor. Mais do que a aparência externa, a cura visível com as mãos é a essência do amor incondicional. Se fôssemos capazes de ser esse amor, de passá-lo para os outros e para nós mesmos, não haveria necessidade para o Reiki ou qualquer tipo de cura, pois não haveria doença, medo, raiva, ganância, sofrimento, terror, dor e desespero, porque o amor é a ausência de tudo isso.

Eu posso recordar dos passos graduais do meu despertar durante os últimos cinco anos, a mudança constante e sutil de alguém que, por causa do medo, estava constantemente empurrando, atropelando e, muitas vezes, intimidando os outros, para fazer acontecer o que eu queria que acontecesse. Estava tão desesperada para conseguir o que eu achava que precisava para encontrar a completude, a felicidade, a segurança, a paz e o amor. Lembro com profunda gratidão dos saltos na consciência.

Então, o que deste tempo de grande confusão, de corte de preços explosivo, crescimento imprescindível pelo Reiki para atingir a terceira dimensão do nosso mundo, quando muita coisa que é "Do bem maior – para o bem maior" está sendo abusada? A polaridade da confusão é a clareza. No Encontro da The Reiki Association em 1994, Phyllis Lei Furumoto estava bem ciente de que não deveríamos permitir que a confusão nos cegasse diante da verdade sobre o Reiki. O Reiki, quando a iniciação é recebida, não importando qual Mestre inicia quem, e quem quer que passe para o outro, está sempre lá. Não pode ser quantificado ou estruturado racionalmente. Sua simplicidade define que ele apenas é; e, quando é dada a cura, ele flui na medida certa para o que quer que esteja precisando. Quando conseguimos fazer essa mudança na consciência, para permitir que nosso coração esteja em alinhamento com nossa divindade; quando o nosso ego se transforma no servo de nossa alma, então acredito que o Reiki se torna muito mais. Seu potencial para a cura e para o bem é vasto, vai muito além da nossa atual e limitada percepção.

A confusão nos força a olhar para dentro de nossos próprios corações, a questionar nossa própria integridade. Essa confusão atual tem um propósito; como praticantes e professores de Reiki, é um desafio pessoal e coletivo para buscarmos a clareza, a fim de reconhecermos e sermos nossa própria verdade – nós *praticamos* o Reiki ou *nós somos* o Reiki?

No desenrolar dos fatos, a tradição do Reiki ocidental tem três escolhas: alinhar-se com a linhagem japonesa, aderir à nossa história tradicional e linhagem ou encontrar um meio-termo e permitir que esses dois aspectos se desenvolvam gradualmente em um movimento, ao reconhecer e valorizar nossas diferenças e similaridades.

Precisamos de um Grande Mestre? Para aqueles que precisam, temos um ótimo; para aqueles que não precisam, isso também não tem problema. Não existe motivo para aqueles que desejam manter e apoiar um Grande Mestre de Reiki ocidental não agirem dessa forma. De fato, muitas pessoas concordam que Phyllis Furumoto é ótima nesse papel.

O mais importante, talvez, se quisermos uma história do Reiki que seja precisa e uma compreensão das intenções originais de dr. Usui, então a tradução da história da lápide (veja a seguir) é perfeita.

A inscrição da lápide foi escrita de forma anônima por um dos discípulos mais próximos de dr. Usui. Em uma parte, ele diz que: "Mesmo agora, após o falecimento de dr. Usui, o Reiki irá se espalhar para longe e por todos os lados, durante muito tempo". Então, ele deve ter percebido que um dia muitas pessoas leriam suas palavras sobre dr. Usui e o Reiki. Assim, podemos considerar que ele escolheu bem suas palavras e que são sinceras e precisas.

Chegando ao fim da inscrição, o escritor diz: "Foi pedido a mim que escrevesse estas palavras para ajudar a manter seu importante trabalho vivo [o trabalho de dr. Usui]". Isso nos dá uma indicação do poder da inscrição e sua relevância para os praticantes e, especialmente, para os professores de Reiki. Uma leitura e contemplação regular do significado da inscrição podem nos ajudar a criar uma conexão mais forte com dr. Usui e compreender o que faz um praticante ou professor de Reiki ser "bem-sucedido".

A seguir, uma tradução da inscrição da lápide de dr. Mikao Usui, o fundador do Reiki. O túmulo e a lápide de dr. Usui podem ser encontrados no templo Saihoji no distrito Toyotama de Tóquio, Japão.

Inscrição na lápide de dr. Usui

"Alguém que estuda muito (isto é, que pratica meditação) e trabalha de forma assídua para aprimorar o corpo e a mente com o propósito de se tornar uma pessoa melhor é chamado de 'um homem de grande espírito'. Pessoas que usam esse grande espírito para propósitos sociais, isto é, ensinar o caminho certo para muitas pessoas e fazer o bem coletivo, são chamadas de 'professores'. Dr. Usui era um desses professores. Ele ensinou o Reiki do Universo (energia universal). Inúmeras pessoas vieram até ele e pediram que as ensinasse o grande caminho do Reiki e que as curasse.

Dr. Usui nasceu no primeiro ano do período Keio, chamado Keio Gunnen, no dia 15 de agosto (1864). Seu primeiro nome era Mikao e seu outro nome é pronunciado Gyoho (ou Kyoho*).

---

* O nome de Dr. Usui deve ter sido mudado, pois era um costume japonês antigo um professor dar um novo nome a seu aluno para interromper a continuidade com o passado e começar novamente. Às vezes um novo nome era adotado pelo próprio aluno.

Ele nasceu no vilarejo Yago, no distrito Yamagata, da província de Gifu. O nome do seu ancestral é Tsunetane Chiba. O nome de seu pai era Uzaemon. O nome da família de sua mãe era Kawaai. Do que é sabido, ele era um estudante talentoso e esforçado. Quando adulto, viajou a estudo por muitos países ocidentais e para a China. Ele trabalhou arduamente, mas em certo momento se deparou com a má sorte. No entanto, não desistiu e treinou arduamente.

Um dia, ele foi até o Monte Kurama, em um retiro de 21 dias para jejuar e meditar. No fim deste período, ele de repente sentiu a grande energia do Reiki no topo de sua cabeça, o que o levou ao sistema de cura do Reiki. Ele primeiro usou o Reiki em si mesmo, então tentou em sua família. Já que funcionara bem para diversas doenças, decidiu compartilhar esse conhecimento com o grande público. Ele abriu uma clínica em Harajuku, Aoyama-Tóquio, em abril do 11º ano do período Taisho (1921). Ele não apenas proveu tratamento para muitos pacientes, alguns dos quais haviam chegado de muito longe, mas também organizou *workshops* para espalhar seu conhecimento. Em setembro do 12º ano do período Taisho (1923), o devastador terremoto Kanto balançou Tóquio. Milhares morreram, ficaram feridos ou doentes consequentemente. Dr. Usui sofreu por seu povo, mas ele também levou o Reiki para a cidade devastada e usou seus poderes de cura nas vítimas sobreviventes. Sua clínica logo ficou muito pequena para lidar com a multidão de pacientes; então, em fevereiro do 14º ano do período Taisho (1924), ele construiu uma nova clínica perto de Tóquio, em Nakano.

Sua fama se espalhou rápido por todo o Japão, e convites para cidades e vilarejos distantes começaram a surgir. Uma vez foi para Kure, em outra vez foi para a província de Hiroshima, e então para a província de Saga e Fukuyama. Foi durante sua estadia em Fukuyama que ele sofreu um ataque fulminante no dia 9 de março, no 15º ano do período Taisho (1926). Ele tinha 62 anos.

Dr. Usui tinha uma esposa chamada Sadako, seu nome de solteira era Suzuki. Eles tinham um filho e uma filha. O filho, Fuji Usui, assumiu os negócios da família após o falecimento de dr. Usui.

Dr. Usui era uma pessoa muito amável, simples e humilde. Ele era fisicamente saudável e proporcional. Nunca se exibiu e tinha sempre um sorriso no rosto; era também muito corajoso diante da adversidade. Ele era, ao mesmo tempo, uma pessoa muito cautelosa. Seus talentos eram muitos. Ele gostava de ler, e seu conhecimento de medicina, psicologia, leitura da sorte e teologia das religiões ao redor do mundo era vasto. Esse hábito de estudar e acumular informações durante a vida toda certamente ajudou a construir o caminho para perceber e compreender o Reiki. (Eu acho que isso faz referência à experiência no Monte Kurama.) O Reiki não só cura doenças, mas também amplifica habilidades inatas, equilibra o espírito, torna o corpo saudável e, então, ajuda a encontrar a felicidade. Para ensinar isso aos outros, você deve seguir os cinco princípios do imperador Meiji e deve contemplá-los em seu coração.

Eles devem ser ditos diariamente, uma vez na manhã e uma vez à noite:

1. Não fique com raiva hoje.
2. Não fique preocupado hoje.
3. Seja grato hoje.
4. Trabalhe duro hoje (prática meditativa).
5. Seja gentil com os outros hoje.

O objetivo final é compreender o antigo método secreto para atingir a felicidade (Reiki) e, assim, descobrir uma cura completa para muitas doenças. Se esses princípios forem seguidos, você irá alcançar a grande mente tranquila dos antigos sábios. Para começar a espalhar o sistema do Reiki, é importante iniciar por um lugar próximo a você (você mesmo); não comece por algo distante como a filosofia ou a lógica.

Sente-se e fique sem se mover e em silêncio todas as manhãs e todas as noites, com suas mãos posicionadas em 'Gassho' ou 'Namastê'. Siga os grandes princípios, esteja em harmonia e quieto. Trabalhe no seu coração e faça coisas no espaço silencioso dentro de você. Qualquer pessoa pode acessar o Reiki, porque ele começa dentro de você. Paradigmas filosóficos estão mudando o mundo inteiro. Se o Reiki se espalhar pelo mundo, irá tocar o coração humano e a moral da sociedade. Será uma ajuda para muitas pessoas, e não apenas irá curar doenças, mas também a Terra como um todo. Mais de 2 mil pessoas aprenderam Reiki com dr. Usui. Mais tantos outros aprenderam dos discípulos mais velhos de dr. Usui, e eles levaram o Reiki mais adiante ainda. Mesmo agora, após o falecimento de dr. Usui, o Reiki irá se espalhar para muito longe e por todos os lados, durante muito tempo. É uma bênção universal ter recebido o Reiki de dr. Usui e poder passá-lo para outras pessoas. Muitos dos alunos de dr. Usui se reuniram para construir esta lápide aqui no templo Saihoji, no distrito de Toyotoma.

Foi pedido a mim que escrevesse estas palavras para ajudar a manter seu importante trabalho vivo. Eu aprecio profundamente seu trabalho e gostaria de dizer a todos seus discípulos que estou honrado por ter sido escolhido para essa tarefa. Que muitos compreendam o grande serviço que dr. Usui prestou ao mundo."

A inscrição na lápide de dr. Usui é reproduzida, com a gentil permissão do autor e da editora alemã, do livro *O Fogo do Reiki*, de Frank Arjava Petter. Publicado por Lotus Light Publications sob o título *Reiki Fire* nos Estados Unidos, e na Alemanha como Das Reiki Feuer pela Windpferd Verlagsgesellschaft mbH, Aitrang, Alemanha.

O texto anterior é do autor e tradutor Frank Arjava Petter e de sua esposa, Chetna M. Kobayashi. A tradução original, do japonês tradicional para o contemporâneo, foi feita por Masano Kobayashi, mãe de Chetna. Muitos agradecimentos a eles por esse trabalho especial.

Primeiro Nível do Reiki

Existem quatro níveis do Reiki: Primeiro Nível, Segundo Nível, Avançado e Mestre. O Primeiro Nível nos ensina como usar o Reiki para nós mesmos, como dividi-lo com os outros, e é o primeiro foco deste livro. Para muitas pessoas, aprender Reiki é uma experiência muito pessoal. Às vezes os estudantes de Reiki experienciam mudanças positivas repentinas em suas vidas, tanto física, mental, emocional e espiritualmente, quanto em outras áreas, como relacionamentos, carreira e questões financeiras. Para a maior parte das pessoas, é o começo de um processo suave, porém poderoso, de melhoria da saúde, do bem-estar, do estilo de vida e da autopercepção. Muitos praticantes de Reiki possuem lembranças especiais do curso de Primeiro Nível, e o veem como um momento de mudança importante em suas vidas.

O Reiki trabalha em harmonia com o indivíduo e a vida daqueles ao seu redor. O Reiki pode trabalhar de forma dramática ou muito sutil e discreta para que as mudanças pelas quais passamos e os benefícios que recebemos possam ser imediatos ou levar um tempo para ficarem aparentes. Outras pessoas podem notar essas mudanças antes de nós mesmos, já que nem sempre é fácil ver a nossa própria mente, porque estamos tão acostumados a olhar para "fora" e não para dentro! Certamente, se usarmos o Reiki regularmente, com uma boa motivação, iremos experienciar mudanças positivas contínuas em nós mesmos e em todos os aspectos de nossas vidas. Aqueles próximos de nós, também, podem receber grandes benefícios, mesmo sem receber realmente tratamentos de Reiki.

Curando de dentro

Às vezes podemos ser relutantes a desapegar de antigos hábitos que sentimos serem "seguros" e parecem fazer parte de nossa identidade, então mudanças podem parecer desconfortáveis. Se não tivermos lidado com situações ou sentimentos difíceis do passado, o Reiki pode nos ajudar a experienciar um período de libertação suave e emocional, seguido de clareza renovada e uma habilidade de colocar o passado em contexto com nosso presente e futuro. Essas mudanças são realmente benéficas. Quanto mais nos abrimos e confiamos no processo de crescimento interno, mais fácil e agradável ele será, e mais habilidosos ficaremos para usar o Reiki para desapegar de padrões de comportamentos negativos e adotarmos hábitos mais positivos.

Mudar para melhor não precisa ser doloroso ou demorar tempo demais; de fato, a mudança está na natureza de todos os fenômenos. Momento a momento, as coisas mudam; a vida é um ciclo constante de nascimento, crescimento, deterioração e morte. Se desenvolvermos a sabedoria para perceber isso, e nos desapegarmos da necessidade de controlar a vida, nossas mentes ficarão mais tranquilas, em paz, abertas e prontas para transformar situações difíceis em oportunidades de crescimento pessoal. Quando realmente começamos a procurar mudanças positivas em nós mesmos – em vez de sermos vítimas das circunstâncias –, tornamo-nos parte da solução em vez de parte do problema.

Encontrando um Mestre de Reiki

É importante encontrar um Mestre de Reiki com quem você se sinta confortável. A The Reiki Association e a The Reiki Alliance podem disponibilizar detalhes sobre os membros que são Mestres de Reiki; no entanto, estar filiado a essas organizações não confere nenhum tipo de recomendação e existem muitos praticantes e Mestres excelentes que escolhem não fazer parte de uma associação (veja o apêndice 3 para mais informações).

Alternativamente, muitos Mestres de Reiki anunciam suas aulas em revistas e jornais de saúde ou cura, e na internet. Alguns deles também dão palestras e demonstrações nas quais o público tem a oportunidade de ouvir a história de dr. Usui, experienciar o Reiki e fazer perguntas. Muitos Mestres de Reiki dão tratamentos formais regularmente. Essa é outra forma de tentar usar o Reiki e encontrar o Mestre que é certo para você. É uma boa ideia ter uma conversa informal com alguns Mestres diferentes, tanto pessoalmente como por telefone, antes de tomar uma decisão.

Os empoderamentos do Reiki

O Primeiro Nível do Reiki geralmente é ensinado durante dois dias ou até quatro noites e é muito fácil e agradável para aprender. O tamanho das classes pode variar de acordo com as preferências e experiências do Mestre; geralmente entre cinco a quinze pessoas é o normal.

Durante o treinamento, cada pessoa recebe quatro empoderamentos (ou iniciações). Isso abre seus sistemas de energia sutis físico e mental, e prepara você para canalizar a Energia da Força Vital Universal. Esse processo também cria uma conexão permanente, ou portal de entrada, para a energia do Reiki ficar continuamente presente em nossas vidas. As iniciações são suaves, tranquilas e poderosas. Elas levam apenas alguns minutos por pessoa. Isso pode não parecer muito, mas a energia de iniciação do grupo fica presente no ambiente durante o processo todo, então há tempo suficiente para receber uma cura muito profunda e pessoal. O Mestre irá explicar como a iniciação será conduzida e pode tocar gentilmente suas mãos, sua cabeça e seus ombros enquanto usa os quatro símbolos do Reiki para ativar e completar o processo de iniciação. Após a quarta iniciação, o receptor está completamente empoderado e a energia do Reiki está instaurada em seu sistema de energia para a vida toda. O Reiki então estará sempre disponível, e podemos optar por usá-lo sempre que desejamos.

As reações típicas durante e após uma iniciação do Reiki são:
- Aumento de energia
- Paz interior e uma sensação de aquecimento interno e/ou ao redor do corpo
- Sensações suaves de formigamento, especialmente nas mãos, que podem também ter uma sensação quente
- Sentidos mais aguçados
- Menos estresse e problemas emocionais
- Melhoria da saúde física
- Aumento da habilidade de lidar positivamente com situações estressantes
- Uma sensação de "voltando para casa" e de estar em contato com "o fluir" da vida
- Aprofundamento da percepção e das experiências espirituais, por exemplo, ver e sentir auras, energia, cores, etc.

- Aumento da clareza da mente e sabedoria mais profundamente intuitiva ou interna
- Um sentimento geral de completude, saúde e felicidade; uma sensação de "si" mais completa

Todo mundo é diferente. Algumas pessoas podem não sentir nada durante uma iniciação, e isso também é normal. O Reiki funciona da forma que precisamos como indivíduos. Cores, luzes e experiências incríveis são muito legais, mas nem sempre necessárias para aproveitar o melhor do Reiki. Práticas diárias regulares e experiências pessoais a longo prazo são mais valiosas. Precisamos de benefícios profundos e de longa duração, em vez de boas sensações de curta duração.

O Reiki flui naturalmente

Não precisamos pensar sobre o Reiki ou meditar para que ele funcione. Apenas ao posicionar nossas mãos em nosso corpo, o Reiki fluirá naturalmente para onde mais precisamos. Realmente é simples assim. Como Hawayo Takata uma vez disse:

Com as mãos, com Reiki!
Sem as mãos, sem Reiki!

Se esquecermos do Reiki, ou escolhermos não usá-lo por algum tempo – mesmo anos –, ele ainda funcionará para nós simplesmente ao:
- Posicionar nossas mãos em nosso próprio corpo
- Posicionar nossas mãos em alguém ou algo
- Mentalizar uma intenção do Reiki; por exemplo, direcionar o Reiki mentalmente para um propósito específico em vez de uma cura com as mãos. (Isso é explicado com mais detalhes no próximo capítulo.)

Responsabilidade do Reiki

À medida que continuamos a usar o Reiki, naturalmente iremos descobrir meios mais eficientes de usá-lo e se beneficiar dele, e nossas habilidades de cura ficarão melhores. No entanto, isso não significa que ficaremos mais poderosos! Não é possível usar o Reiki de forma controladora. A experiência mostra que intenções negativas e manipulativas levam a relacionamentos fracos, uma qualidade baixa de energia e apenas resultados de curto prazo para a cura.

Também podemos ter certeza de que qualquer coisa que lançamos ao mundo com ações do nosso corpo, da nossa fala e da nossa mente ela voltará para nós mais cedo ou mais tarde. No entanto, o Reiki é bastante tolerante. Podemos aprender muito com os nossos erros se tivermos um desejo genuíno de nos curar e curar os outros. O Reiki pode nos rodear, guiar e proteger pelo restante de nossas vidas, ajudando-nos a transformar nossos erros e dificuldades em lições importantes, se assim desejarmos.

Balanceamento natural dos chacras

Durante e após as iniciações do Primeiro Nível, o Reiki entra no nosso corpo e na nossa mente pelo chacra coronário, localizado no topo da cabeça, e então pelos outros chacras principais e secundários. O chacra é um centro rotativo de Energia da Força Vital Interna, um cruzamento no qual canais de energia interna sutis se encontram e pelo qual a energia pode entrar e sair do corpo, ou ser transformada em uma energia de nível diferente. Temos sete chacras principais percorrendo o centro do nosso corpo: Coronário, Frontal (na testa), Laríngeo, Cardíaco, Plexo Solar, Sacral (logo abaixo do umbigo) e Base (veja a figura 3.1).

Cada chacra carrega uma qualidade diferente de energia e possui funções específicas em relação ao corpo e à mente. Eles variam em cor e qualidade, da Base para cima: vermelho, laranja, amarelo, esmeralda, azul, violeta e dourado. Cada chacra carrega uma qualidade diferente de energia e possui funções específicas em relação ao corpo e à mente. A presença do Reiki tem um efeito muito positivo nos chacras no aspecto de encorajar e apoiar uma criação e transformação mais pura, aberta e eficiente da Energia da Força Vital Interna. Como foi explicado anteriormente, isso ajuda a estabelecer uma sensação de bem-estar, abertura e clareza da mente. Existem muitos livros disponíveis sobre as complexidades do sistema de energia humano e técnicas de cura e meditação relacionadas. Tal conhecimento – apesar de muitas vezes ser útil – não é necessário para a prática bem-sucedida do Reiki.

Coronário
Frontal
Laríngeo
Cardíaco
Plexo Solar
Sacral
Palma
Palma
Base

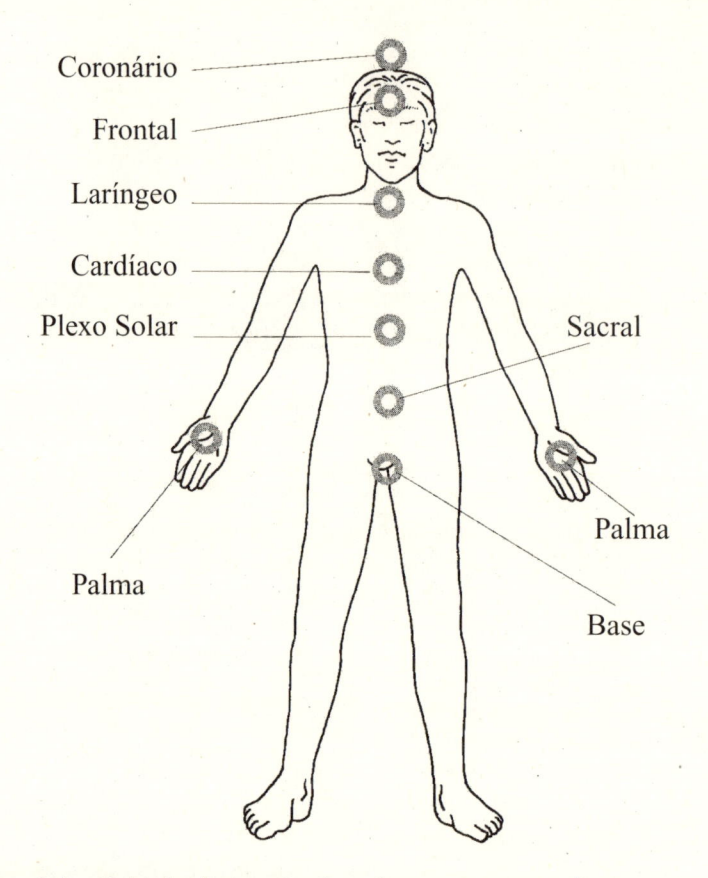

Figura 3.1 – Principais pontos dos chacras no corpo humano e chacras das palmas.

Quando passamos Reiki para nós mesmos ou para os outros, nós o recebemos pelo chacra coronário; e ele flui pelo nosso sistema de energia, através dos braços, e sai pelos nossos chacras das palmas. O Reiki também parece "envolver" o praticante e a pessoa em tratamento com uma camada ou aura de energia de cura que parece criar um ambiente ou atmosfera especial de cura, enquanto também protege e encoraja o processo de cura.

Energia da Terra

Também temos centros de energia, ou chacras, nas solas dos nossos pés, os quais permitem uma troca de energia da força vital com a Terra. Temos de saber que, apesar de a Terra não possuir uma consciência, como os seres vivos, é uma fonte vital de Energia da Força Vital Externa. A Terra possui muitos canais e centros de energia correndo por ela toda, similar à forma do sistema de energia que corre pelo nosso corpo.

Existem muitos centros especiais e sagrados de Energia da Força Vital, onde as energias da Terra estão conectadas à Energia da Força Vital Universal e a outros domínios da existência. Esses lugares de energia são comumente marcados por círculos feitos de pedra, prédios religiosos, estátuas, árvores antigas e outros monumentos. Às vezes não estão obviamente marcados e muitas vezes mudam de posição e qualidade com as estações, e podem ser afetados por outras influências, incluindo novos prédios e estradas.

Existe um relacionamento recíproco importante de dar e receber entre a Terra, nosso sistema de energia, e a Energia da Força Vital Universal. Podemos começar a entender esse relacionamento estudando a vida de uma árvore.

As árvores precisam da luz do Sol e alcançam essa fonte de luz com seus galhos e suas folhas. Energeticamente, elas também extraem a Energia da Força Vital Universal de cima e a Energia da Força Vital Externa do Sol. Suas raízes vão fundo dentro da terra e extraem seus nutrientes, água e a Energia da Força Vital Externa da Terra. Um crescimento saudável contínuo é garantido por essa troca de energia balanceada. É o caminho do meio perfeito em direção ao crescimento interno e externo, um caminho que muitos praticantes espirituais tentam reproduzir em suas próprias vidas. O ser humano é um centro de energia similar a uma árvore. Precisamos de um equilíbrio entre a Energia da Terra e a Energia da Força Vital Universal para que seja possível crescermos de uma forma balanceada, em todos os níveis. Podemos ter nossa cabeça nas nuvens, contanto que nossos pés fiquem fixos na Terra. Quando vamos em direção ao Reiki e o recebemos, ele começa a abrir nossa mente e nosso coração e nos leva ao nosso próprio centro. Precisamos manter nossos pés no chão para aproveitarmos ao máximo nossa prática e para que possamos ficar em contato com o mundo real e a necessidade dos outros.

Se continuarmos a nos separar dessa relação Terra-Paraíso ao cobrir a Terra com mais concreto, vivendo em áreas em que não podemos sequer ver a Terra e conscientemente fazer parte dessa grande troca de energia, então podemos esperar uma péssima saúde e péssimos estados de consciência. Passar o Reiki para a Terra pelos nossos pés é uma ótima forma de dar cura para o nosso planeta. Não apenas sua energia irá beneficiar todos os seres vivos da Terra, por meio do sistema de energia da própria Terra, mas você irá receber uma troca de "Energia da Terra" que será uma ajuda muito poderosa para sua cura e crescimento pessoal. Novamente, se pudermos separar um pouco de tempo para fazer isso regularmente, os resultados serão excelentes. (Veja "Meditação para a Cura da Terra", capítulo 9.)

Preparativos para o Primeiro Nível

O Reiki pode começar a funcionar para nós mesmos antes de fazermos o Primeiro Nível. Algumas pessoas passam por mudanças naturais nos dias antecedentes ao curso; mudanças envolvendo atitudes, relacionamentos, saúde e outras questões. Talvez o Reiki possa funcionar para nós desta forma, porque firmamos uma intenção de nos aproximarmos do Reiki ao planejar fazer o Primeiro Nível, e criamos uma ponte ou conexão mental pela qual o Reiki pode tocar nossa vida mesmo antes de o treinamento formal começar.

Na verdade, não é incomum olharmos para nossa vida depois de receber o Reiki e notarmos um padrão de eventos e experiências que quase parecem ter nos levado ao Reiki como um próximo passo de nossa evolução pessoal. Se temos um interesse na ideia de carma, vale considerar que nossas práticas de dar cura a outros em vidas passadas, e encorajá-los a encontrar um caminho espiritual, podem ter criado as causas para que encontrássemos o Reiki nesta vida. (Essas ideias são discutidas mais detalhadamente no capítulo 8.)

Para aproveitar ao máximo um empoderamento do Reiki, ajuda se talvez passarmos três a sete dias nos preparando mental e fisicamente para as iniciações. Isso não é essencial, então faça somente se parecer certo para você.

Guia pré-iniciação

Seguir esse guia pode ajudar a criar as condições certas para uma transição mais suave para o Reiki. O período de trinta dias de autotratamento, após o curso de treinamento, também pode nos ajudar a aproveitar ao máximo as oportunidades poderosas de cura que a energia da iniciação proporciona.

- Evite comer qualquer tipo de carne antes ou no decorrer das iniciações
- Não consuma álcool durante esse período
- Diminua bem o fumo, ou pare totalmente se puder
- Evite bebidas cafeinadas e tente beber bastante água mineral não gaseificada ou chá de ervas
- Evite comer chocolate, doces e outros produtos processados
- Coma apenas produtos alimentícios frescos e considere um breve jejum tomando água ou suco, mas apenas se você já experienciou um jejum
- Reduza o tempo assistindo televisão e evite situações estressantes ou conflituosas
- Mantenha sua mente em paz, feliz e relaxada
- Passe um tempo em silêncio, sozinho, em um lugar tranquilo; faça caminhadas em ambientes agradáveis
- Medite ou reze por pelo menos 20 minutos em cada dia, ou simplesmente passe esse tempo em silêncio ou lendo um texto espiritual

Essencialmente, comece as iniciações com uma mente relaxada e aberta. As iniciações irão funcionar mesmo que você tenha seguido as preparações anteriores ou não, então não se preocupe se você não tiver tido muito tempo; pode apenas demorar um pouco mais para você receber o efeito completo dos empoderamentos.

Ocasionalmente, uma limpeza do corpo e da mente pode acontecer antes, durante ou pouco depois do curso de Primeiro Nível. Isso pode envolver:

- Uma doença fraca e rápida como uma gripe ou resfriado
- Suadouro
- Dores de cabeça
- Frequência maior de urina
- Uma necessidade de dormir mais
- Uma necessidade de beber mais
- Perda ou aumento temporário do apetite
- Alguns outros problemas físicos pequenos
- Algum tipo de libertação emocional, como chorar ou dar risada

Após as iniciações, devemos dar a nós mesmos um tratamento de Reiki completo todos os dias por trinta dias. Beber muita água ou chá de ervas e comer saudavelmente durante esse período também pode ajudar. Como mencionado, uma leve desintoxicação pode acontecer, mas isso geralmente passa rápido à medida que seu corpo continua a se purificar e reequilibrar. Ocasionalmente, esse processo pode levar mais tempo, talvez semanas ou meses, especialmente se você não era nenhum pouco saudável ou teve muitas experiências de vida difíceis.

Esse é um processo muito positivo e necessário para limpar e curar completamente o sistema. Ocasionalmente, os sintomas da desintoxicação podem parecer piorar quanto mais recebemos o Reiki; se isso acontecer, devemos apenas ser pacientes, lembrar que é um processo positivo e que irá passar com o tempo. Tente fazer menos Reiki, mas com uma constância maior; então, em vez de um tratamento completo uma vez por dia, tente dois tratamentos de 30 minutos ou três tratamentos de 20 minutos por dia e vá gradualmente aumentando até chegar ao tratamento completo em uma sessão. Se isso ainda for muito, faça apenas o que você sente ser certo e aumente o tempo quando for capaz.

Fadiga "positiva"

Quando algumas pessoas completam seu treinamento do Primeiro Nível do Reiki, é bem comum que se sintam cansadas ou com sono por dias e, ocasionalmente, semanas. Esse é um bom sinal de que você está começando a aprender a realmente se abrir e relaxar completamente. Muitas vezes a quantidade de estresse que carregamos fica despercebida enquanto passamos de uma coisa para outra na vida, e camadas de estresse se acumulam gradualmente no nosso sistema, tanto física como mentalmente, a ponto de nunca permitirmos a nós mesmos o tempo para sermos o que somos.

Nós até podemos desenvolver e carregar o estresse de uma vida para outra durante muitas vidas. Esse estresse acumulado age como uma barreira à paz interior ou à sensação da nossa espiritualidade atemporal. Praticar o Reiki, a meditação, a oração ou o relaxamento profundo é uma forma de liberar gradualmente o estresse, limpar o corpo/mente e nos reintroduzir a nós mesmos! Esse processo pode acontecer muitas vezes ao longo dos anos de prática do Reiki, à medida que limpamos e liberamos níveis mais profundos de estresse acumulado que pode ter sido estabelecido há muito tempo.

Aprender a se abrir e permitir que o estresse, frequentemente na forma de padrões negativos de pensamento, aflore e esvaeça pode ser complicado, já que muitas vezes sentimos que esses aspectos da nossa mente estão muito próximos do nosso centro, de nossa natureza pessoal ou de nosso caráter. Esse processo por vezes pode nos deixar sentindo um pouco nus e inseguros com nós mesmos. No entanto, dado o tempo e um pouco de experiência positiva, vamos desenvolver a confiança e o desejo de buscar e apreciar conscientemente esse caminho interno em direção a um modo de vida e existência mais saudável, completo e pleno.

O caminho do Reiki, como todos os caminhos de crescimento pessoal e espiritual, é uma prática para a vida toda. Não existe um conserto rápido, e haverá altos e baixos. Os sintomas da desintoxicação poderão voltar de tempos e tempos, à medida que atingimos obstáculos mais enraizados mental e emocionalmente ao longo do caminho. Ser realista em relação a isso pode ajudar a nos preparar para tais obstáculos e a nos deixar menos desmotivados quando parecer que estamos empacados! Uma parte importante do caminho é aprender a transformar ou ver nossos obstáculos como oportunidades. Aqui é onde o Reiki pode nos ajudar profundamente. Em vez de evitarmos esses desafios, podemos aprender a transformá-los no caminho para a cura interna.

Como as outras pessoas reagem ao Reiki

Quando aprendemos Reiki pela primeira vez, outras pessoas podem reagir de forma diferente em relação a nós. Apesar de muitas delas não poderem ver, o Reiki equivale a uma frequência alta de luz que nos envolve durante tudo que fazemos e nas situações em que nos encontramos. Ele também toca na vida daqueles que nos rodeiam. As pessoas podem reagir a essa mudança sendo mais amigáveis ou até menos amigáveis conosco. Em um nível subconsciente, os outros estão cientes de que estamos carregando essa "luz" e, no fim das contas, irão querer se beneficiar disso.

Se alguém estiver estranhamente crítico ou não amigável, apenas aceite sem julgamentos – novamente, isso irá passar. Além disso, se as outras pessoas ficarem estranhamente exigentes da sua presença, tente equilibrar a situação permitindo que extraiam o Reiki de você, mas não a ponto de que seu tempo se torne condicional; por exemplo, "você esperar algo em troca". Se você acha que isso pode acontecer, é melhor dar um tratamento "formal" de Reiki, recebendo em retorno uma quantia apropriada de dinheiro ou outro tipo de troca justa. Uma troca justa é qualquer uma que deixe ambas as partes felizes por terem dado.

Se você for "desafiado" sobre o Reiki por seu parceiro, amigos, família ou outras pessoas, então, mantenha-se calmo e centrado enquanto se explica. Seja honesto sobre por que você está fazendo Reiki. Se estiver falando a verdade – sua verdade –, então os outros irão aceitar mais prontamente e apoiarão o que está fazendo, mesmo se no começo não pareça nada ortodoxo. Manter-se centrado e falar a sua verdade é muito mais fácil se você valoriza a si mesmo e o que está fazendo, e se trata os outros da mesma forma. Se você se sentir ameaçado pela dúvida e zombaria dos outros, essa pode ser uma boa oportunidade para aprofundar sua compreensão e conexão com o Reiki. Faça perguntas para si: Por que eu escolhi fazer Reiki? O que o Reiki significa para mim?

Se você se sentir seguro e esclarecido sobre sua posição, então poderá ser aberto e honesto sem o medo da rejeição ou do julgamento.

Compartilhando uma Troca do Reiki

Dentro de algumas semanas após o Primeiro Nível do Reiki, pode ter uma oportunidade para se encontrar com seu professor, seu grupo do Primeiro Nível e outros praticantes em uma "Troca do Reiki". É um encontro muito especial. Dará a oportunidade de você perguntar qualquer coisa e compartilhar sua experiência com os outros. Quando muitas pessoas do Reiki se reúnem, o nível de energia é mais do que multiplicado pelo número de pessoas presentes. É uma ótima oportunidade para dar e receber uma qualidade excelente de energia de cura.

A primeira parte da noite geralmente é para meditação simples e transmitir o Reiki como grupo para situações mundiais, amigos e família. O restante do tempo é gasto com a cura em cada um, divididos em grupos de quatro pessoas; então, três pessoas irão trabalhar em uma pessoa durante aproximadamente 15 minutos cada. Essa pode ser uma experiência muito poderosa; então, antes de receber o Reiki, pense brevemente em como gostaria que a energia funcionasse em você. Que áreas da sua vida precisam do Reiki? Então, estabeleça uma intenção clara e apropriada para dirigir a energia a essas situações para o bem maior. Se o seu Mestre de Reiki não realizar uma Troca, a The Reiki Association ou a The Reiki Alliance podem ajudá-lo quanto a isso (veja o apêndice 3 para mais informações).

Você deve se sentir à vontade para entrar em contato com o seu Mestre de Reiki a qualquer momento se tiver alguma dúvida, sem necessariamente esperar pela próxima Troca. Apesar de o Reiki ser uma técnica muito simples de aprender, é improvável que você tenha todas as suas perguntas respondidas durante o curso, então passe um tempo revendo o que aprendeu, faça anotações sobre quaisquer dúvidas que apareçam e as use para dar o seu próximo passo.

O Primeiro Nível do Reiki é muitas vezes a primeira introdução que muitas pessoas têm sobre as ideias New Age, e os processos e as técnicas de crescimento pessoal. É também uma boa forma de conhecer outras pessoas que possuem interesse nessas áreas. É importante não se apropriar de muito de uma vez só. Seja prático. Mantenha seus pés no chão, e sua prática do Reiki simples e clara. Se toda a "coisa New Age" é demais, então seja apenas bem seletivo e demore o tempo necessário para separar o ouro das impurezas.

Treinamento do Reiki mais a fundo

Treinar mais a fundo não é essencial para tirar o maior proveito do Reiki. Muitas pessoas estão bem felizes com os benefícios trazidos pelo Primeiro Nível do Reiki e não desejam continuar mais a fundo. Se usado sabiamente, o Primeiro Nível do Reiki trará tudo que precisa em termos de capacidade de cura e progressão espiritual para o restante da sua vida.

No entanto, se você gostaria de ampliar o poder do Reiki disponível e se tornar mais conscientemente envolvido no processo de sua própria evolução, então vale considerar um treinamento mais profundo.

Treinamento do Segundo Nível do Reiki

O Segundo Nível do Reiki geralmente é ensinado em dois meio dias, ou duas noites. Existem duas iniciações, que são similares às do Primeiro Nível, e três símbolos para aprender. Você é ensinado a criar e ativar os símbolos e como usá-los para aumentar as habilidades de cura e o seu uso geral do Reiki. Os símbolos possibilitam que você direcione o Reiki para propósitos específicos, melhore a cura mental e emocional e envie o Reiki ausente para qualquer pessoa, em qualquer lugar do mundo. Você pode até enviar o Reiki para acontecimentos do passado e do futuro!

Apesar de ser diferente com cada aluno, a energia do Segundo Nível é em geral cerca de quatro vezes mais forte que a do Primeiro Nível. Habitualmente um período de pelo menos dois a três meses é exigido entre o treinamento do Primeiro e do Segundo Nível, pois isso proporciona tempo para o praticante se ajustar física e mentalmente ao Primeiro Nível e se preparar para aproveitar ao máximo as novas iniciações e o nível maior de energia do Segundo Nível.

Aprendendo Reiki Avançado

Esse é um grande passo a ser tomado! Geralmente os praticantes esperam ao menos seis meses depois do Segundo Nível antes de considerar o Avançado. No entanto, se você sente que a hora é certa e a oportunidade surgir, não hesite! Com esse nível de energia, podemos atingir e experienciar resultados incríveis em nosso próprio processo de autoconhecimento e nas formas como percebemos e compreendemos as pessoas e o mundo ao nosso redor.

A qualidade de energia que carregamos com o Reiki Avançado é muito mais refinada e alta, mais poderosa e ainda assim mais sutil. Existem mais duas iniciações e o Símbolo do Mestre de Reiki é passado para o aluno; seu significado e seu uso são explicados integralmente.

Tornando-se um Mestre de Reiki

Esse nível de Reiki é pretendido para aqueles que especificamente desejam ensinar Reiki para os outros, tanto com alguns alunos anuais ou com aulas regulares. Se você já possui o Símbolo do Mestre de Reiki Avançado, será instruído a como iniciar os outros e ensinar os diferentes níveis do Reiki.

Ser um Mestre de Reiki é uma vocação especial, apesar de você não precisar ser uma pessoa muito especial para ser um Mestre! Muitas vezes os melhores professores de Reiki são simplesmente aqueles que genuinamente querem ajudar os outros e desejam se comprometer com os processos e desafios de uma vida próxima ao coração do Reiki.

Usando o Reiki

Uma vez que tenha feito o Primeiro Nível do Reiki, você pode escolher como e quando usar essa energia. Aqui estão quatro guias básicos que podem ajudar:

1. Intenção – A energia do Reiki naturalmente segue o pensamento.
2. O Reiki é infinito.
3. O Reiki sempre funciona para o bem maior.
4. Dedicação – Os efeitos futuros das ações do Reiki.

1. Intenção – *A energia do Reiki naturalmente segue o pensamento*

Como explicado anteriormente, nossos pensamentos e sentimentos movem-se através de energias internas, similares a frequências de luz ou um vento interno muito sutil. De fato, às vezes, quando recebemos Reiki, podemos sentir sua sutil presença dentro e ao redor do corpo, quase como uma suave corrente de ar, muitas vezes se movendo de forma circular ou espiral.

Sem a energia física produzida por boa comida, água limpa e exercício físico, não iríamos aproveitar uma boa saúde. Da mesma forma, sem as condições e o cuidado certos das nossas energias internas, não podemos aproveitar uma boa saúde mental e emocional. Se não usarmos nossa mente de forma positiva e criativa, e nos cercarmos de influências negativas como filmes violentos ou relacionamentos abusivos, podemos esperar que nossas energias internas e nossa mente se degenerem, como um músculo que não está sendo usado.

Nossa habilidade de dirigir nossos pensamentos e nossas ações depende da faculdade mental da intenção. Se desejamos fazer algo mental ou fisicamente, começamos com uma ideia ou sentimento, que precisa de energia interna para florescer da mente sutil ou subconsciente para a nossa consciência na superfície. Apenas nesse momento nossas energias internas podem carregar e apoiar pensamentos e sentimentos subsequentes, à medida que vão surgindo, e desenvolvemos nossas ideias levando a decisões sobre um curso de ação mental, física ou verbal. Essa decisão consciente é a nossa intenção. Geralmente não somos cientes desse processo à medida que acontece espontaneamente ao longo do dia. Podemos, por exemplo, sentir sede, ter uma ideia de fazer uma xícara de chá e então decidir ir e fazê-la!

O processo pode se tornar mais óbvio quando pensamos profundamente sobre um assunto, meditamos, recebemos ou passamos Reiki, ou trabalhamos em uma solução para um problema em particular. Podemos comparar esse processo natural a dirigir um carro. As energias internas são como o carro que dirigimos, e podemos guiá-lo ao fazer julgamentos, decisões e ações para que cheguemos ao nosso pretendido destino.

Simplesmente dar uma volta no ar fresco pode ajudar a limpar nossos pensamentos – a influência da Energia da Força Vital fresca e do suave exercício nas nossas energias internas e processos de pensamento é muito positiva. Mesmo se vivemos em uma área urbana, exercícios regulares como caminhar, nadar, Yoga ou Tai Chi podem melhorar muito nossa capacidade de criar e canalizar energia pura.

Melhores resultados com o mínimo de recursos

Não importa em qual atividade estejamos engajados, geralmente queremos atingir os melhores resultados usando o mínimo de recursos possíveis. Nosso sucesso nisso depende da qualidade e da força da nossa intenção e da qualidade e do poder da nossa energia interna. O principal propósito do Reiki é melhorar o poder e a qualidade da nossa energia interna ao nos "plugar" à Energia da Força Vital Universal. Em um nível profundo do subconsciente, essa energia faz parte da nossa própria natureza interna. Ela permeia a totalidade do espaço e do tempo; é sempre espontaneamente nova, perfeita, ainda que antiga, eterna e imutável. Ela busca nos ajudar e apoiar em nos tornar tudo que realmente somos, se é isso que desejamos! A principal intenção dessa compaixão e sabedoria sem limites é a expansão da felicidade, da completude e do conhecimento para todos os seres vivos.

Uma vez empoderados pelo Reiki, nossos pensamentos, sentimentos e ações tornam-se poderosos e mais eficientes para perceber nossas intenções. O Reiki vai naturalmente trazer o que desejamos sem que necessariamente tenhamos de trabalhar duro ou sofrer por isso, considerando que nossos desejos sejam sábios e verdadeiramente benéficos para nós mesmos e os outros.

É a responsabilidade dos indivíduos praticantes de Reiki usar essa energia sabiamente, e aproveitar para "levar" o Reiki. Podemos usar o Reiki para tomar a responsabilidade por nossa própria saúde e para melhorar nossos pensamentos, sentimentos e ações. Apesar de não podermos ver isso facilmente, o que pensamos e sentimos sobre nós mesmos e os outros tem um efeito direto em tudo na existência. Mais cedo ou mais tarde, já que a energia flui, os efeitos de nossos pensamentos e ações vão virar nossa realidade.

Quando nossos pensamentos e sentimentos são energizados com o Reiki, podemos rapidamente atingir mudanças positivas em nossas vidas. Tudo o que precisamos é um desejo consistente, estável e honesto ou uma sincera intenção de melhorar nossa qualidade de vida. O Reiki fará o restante!

Geralmente, podemos usar desejos ou intenções específicos e claros sobre como gostaríamos de usar o Reiki, ou então podemos simplesmente e regularmente pensar:

Eu gostaria de usar o Reiki em tudo que faço, para melhorar minha qualidade de vida e ajudar minha família, meus amigos e todos que encontrar.

Desta forma, todas nossas ações do corpo, da fala e da mente serão abençoadas e rodeadas pelo Reiki. Como dr. Usui, nós gradualmente iremos nos tornar um verdadeiro "farol", uma fonte de energia positiva em um mundo que precisa muito de luz.

O poder do Reiki comunal

Quando duas ou mais pessoas do Reiki se juntam para discutir seus progressos, o nível de energia presente é mais do que dobrado, similar ao efeito da Troca do Reiki. A conversa pode ser inspirada ou tocada por grande sabedoria e percepção. Talvez o poder de um grupo compartilhando uma intenção comum para aumentar a sabedoria e a compreensão seja maior do que o gerado por um indivíduo.

Quando tal encontro acontece, tanto espontânea como regularmente, todos os participantes saem sentindo-se energizados e leves.

Muitas vezes, os obstáculos ou problemas com os quais eles estavam tentando lidar sozinhos são removidos ou fica mais clara a solução apropriada. Esse processo de *insights* e curas criativas e geradas coletivamente tem um bom efeito na vizinhança. A energia positiva é enviada em ondas pelo grupo para a região toda e para além. Isso pode ajudar indiretamente a reduzir o estresse da comunidade e até os crimes, criando, portanto, as condições certas para um ambiente de vivência mais harmonioso.

2. O Reiki é infinito

O Reiki nunca será esgotado. Quanto mais o usamos da forma certa, maior a nossa capacidade para canalizar energia pura. Quanto mais cientes nos tornamos das possibilidades que o Reiki disponibiliza para nós, mais somos capazes de alcançá-las. O Reiki pode nos levar tão longe quanto queremos ir em qualquer coisa que queremos fazer. O Reiki jamais nos colocará em uma situação que não possamos transformar em um aprendizado e uma melhora de vida. Tudo que precisamos é de um pouco de coragem, motivação positiva e uma mente feliz!

Não precisamos limitar nossas intenções; podemos ter quantas quisermos, ou apenas uma. Podemos estabelecer intenções para coisas simples, como encontrar uma vaga de carro, ou para coisas mais importantes, como crescimento pessoal e questões de relacionamento. Em uma escala maior, podemos usar o Reiki para curar conflitos ou desastres locais, nacionais e globais. Quanto mais usamos o Reiki, mais poderosas e efetivas nossas ações serão, e mais sábias e habilidosas nossas intenções serão.

Podemos dirigir a energia de forma consciente simplesmente criando uma intenção mental bem clara. Não precisamos visualizar, meditar ou desenvolver uma concentração profunda. Necessitamos apenas de uma ideia precisa do que queremos atingir. Às vezes precisamos de tempo para pensar e criar a intenção certa, e nesse momento pode ajudar fazer um Reiki com as mãos em nós mesmos por alguns minutos enquanto pensamos:

Como posso usar o Reiki nesta situação?
O que seria uma intenção do Reiki clara e apropriada para esta situação?

Essa é uma forma poderosa de realmente estabelecer intenções específicas ou mandar Reiki para uma situação, um problema, uma pessoa ou uma questão particular. Simplesmente posicione suas mãos em seu corpo por um curto período, traga a pessoa ou situação à sua mente e, enquanto sente o Reiki entrando em seu próprio corpo e mente, imagine e sinta que o Reiki rodeia e penetra os pensamentos e questões com os quais você está preocupado; não precisa criar imagens mentais claras, então não se concentre demais, apenas relaxe, abra seu coração e sua mente. Permita que o Reiki trabalhe naturalmente e confie que o que quer que aconteça, será em nome do bem maior, e assim será!

Ideias para usar o Reiki

Aqui estão alguns exemplos de como podemos usar o Reiki, tanto como uma técnica de cura com as mãos, como ao estabelecer intenções:

- Curar a nós mesmos e aos outros física, mental e emocionalmente
- Crescimento pessoal e espiritual, desenvolvimento de compaixão, sabedoria, paciência e empatia
- Curar animais e plantas
- Problemas de relacionamento em casa e no trabalho
- Mandar Reiki para situações mundiais, como conflitos políticos, desastres naturais, acidentes de trânsito ou situações locais como crimes, desemprego e pobreza
- Combinar o Reiki com outras terapias complementares, como Aromaterapia e Reflexologia
- Encontrar um novo emprego ou carreira, uma nova casa, um carro ou qualquer coisa de que precise
- Ter um bom clima no feriado ou em qualquer outro dia
- Ter uma viagem segura e breve quando estiver dirigindo ou viajando no geral, ou para encontrar uma vaga de carro
- Encontrar uma solução para qualquer problema específico
- Tratar a você mesmo antes de passar por situações estressantes, como exames, entrevistas, falar em público, etc.
- Passar Reiki para sua comida antes de comê-la, roupas antes de vesti-las, vitaminas e cura para melhorar suas propriedades saudáveis; também use o Reiki para energizar e limpar cristais de cura

- Ser mais criativo, melhorar sua memória ou capacidade de aprendizado ou qualquer outra qualidade mental ou emocional
- Encontrar novos meios de usar o Reiki ou atrair as pessoas que precisam do Reiki
- Ter uma vida plena e tranquila
- Sempre estar abençoado, guiado e protegido
- Aprofundar sua experiência com o Reiki e seu nível de autopercepção
- Para que sua família, seus amigos e os outros sejam felizes e contentes

Precisamos de fé?

Podemos usar o Reiki como desejarmos; os únicos limites são do nosso próprio lado, aqueles que criamos tanto consciente como subconscientemente. Não precisamos de fé para que funcione. Crianças, plantas e animais se beneficiam do Reiki tanto quanto os adultos. Eles não possuem sistemas de crença limitados, e não estão cientes do que o Reiki pode ou não pode ser.

No entanto, se acreditarmos fortemente que o Reiki não irá funcionar para nós, talvez porque em algum nível não queremos que a nossa situação melhore ou porque ainda precisamos que essa situação desenvolva umas qualidades internas, então isso pode criar uma barreira mental entre nós e os benefícios que o Reiki pode proporcionar. Uma mente aberta e uma disposição a aprender, adaptar e nos transformar, em vez do mundo externo, ajudarão muito a nossa prática do Reiki.

3. O Reiki sempre funciona para o bem maior

O Reiki não pode nunca ser usado para um propósito negativo, porque ele só funciona para o bem maior. A energia positiva só pode ser usada para um propósito positivo. Se nossas intenções do Reiki são motivadas por egoísmo negativo, elas simplesmente não serão realizadas.

Porém, se nossas intenções do Reiki forem verdadeiramente motivadas por altruísmo positivo, nossos desejos serão realizados facilmente. É importante que percebamos que nosso futuro é moldado por nossas ações do passado e do presente. Usar o Reiki com uma boa motivação irá garantir um resultado positivo no futuro e nos ajudará a parar hábitos negativos antigos.

Quebrando a corrente

Já que a mente ou consciência é muitas vezes uma criatura do hábito, podemos focar em nos tornar naturalmente positivos ao manter as boas intenções e não permitir que nossos pensamentos, sentimentos, palavras e ações sejam motivados por hábitos egoístas e negativos. "Quebrando a corrente", no entanto, não significa que deveríamos suprimir pensamentos e sentimentos negativos. Se eles existem dentro de nós, precisam ser regularmente questionados e resolvidos de forma clara, aberta e criativa, sem nos deixarmos levar por eles ou direcioná-los a outras pessoas.

Se você está dominado por seus problemas, lembre-se de que qualquer coisa que esteja experienciando – boa ou ruim – irá passar. Tente não complicar as coisas demais. Simplesmente buscar uma mente tranquila e desenvolver uma preocupação pelos problemas dos outros faz das nossas próprias dificuldades menos reais. Amor, compaixão, paciência, generosidade e sabedoria podem se tornar nossos estados de consciência normais, não importando quão negativos nos sentimos ou quão difícil nossa vida tem sido. Pode levar um tempo para mudarmos nossos hábitos mentais, mas, se nosso desejo é forte e contínuo, podemos usar o Reiki para alcançar grandes resultados muito mais rapidamente do que esperávamos.

Para o bem maior

Geralmente é mais fácil para o Reiki nos ajudar se nossos desejos vão beneficiar os outros além de nós mesmos. O Reiki irá funcionar com mais eficiência se pudermos identificar as intenções que são para o nosso bem maior ou para o bem maior de todos. Se o Reiki não está funcionando para nós, precisamos ser honestos ao analisar nossa motivação. Ela é realmente benéfica para nós mesmos e os outros ou existe um elemento egoísta sutil presente? A melhor forma de aprender isso é simplesmente pela prática, experiência, e ao conversar sobre nossas percepções e problemas com os outros em um ambiente aberto e acolhedor. O Reiki nos dá o poder para alcançar grandes coisas, mas precisamos desenvolver a sabedoria para saber quais são as grandes coisas e como alcançá-las de uma forma que seja benéfica para todos.

Já que o propósito principal do Reiki é o "bem maior", se pudermos estabelecer qual intenção será para uma situação em particular, podemos simplesmente pensar:

Que o Reiki funcione para o bem maior nesta situação.
As melhores intenções específicas do Reiki são simples, claras e diretamente do coração. Já que ele é uma expressão do amor perfeito, permite uma liberdade completa para cometermos quantos erros forem necessários, e isso nos dá espaço para aprender pela experiência. Quanto mais usamos o Reiki com uma boa motivação, melhor será nossa habilidade de manifestar nossas intenções mais fácil e rapidamente.

Para nossas intenções específicas serem direcionadas para o bem maior, precisamos desenvolver sabedoria. Sabedoria não é inteligência. Já que todos os seres vivos querem evitar o sofrimento e experienciar somente a felicidade, a sabedoria é simplesmente a habilidade de compreender quais ações mentais, verbais e físicas proporcionarão uma felicidade duradoura. Para atingir isso, precisamos compreender que a felicidade é simplesmente um estado de consciência. Apesar de parecer que a felicidade vem do emprego, da casa, do relacionamento ou ambiente certo, se pensarmos cuidadosamente iremos perceber que a felicidade, o contentamento e a completude vêm de dentro e não são dependentes de objetos externos, de situações em particular ou de outras pessoas. Se pudermos usar o Reiki para nos ajudar a criar gradualmente esses estados de consciência, em vez de tentar manipular o mundo ao nosso redor, nossa sabedoria irá aumentar, nossas vidas serão mais tranquilas e nós iremos naturalmente beneficiar os outros em tudo que fazemos.

Felicidade vinda de dentro

Desenvolver a felicidade vinda de dentro não significa que deveríamos abandonar o mundo externo, mas simplesmente enxergá-lo como ele é: impermanente, transitório e eternamente em transformação. Podemos combater a turbulência da vida simplesmente ao gerar pensamentos tranquilos de compaixão, amor, paciência, generosidade, alegria e compreensão. Se pudermos fazer desses estados de consciência nossos melhores amigos, eles jamais irão nos abandonar; estaremos sempre preparados para os desafios da vida e ainda conseguiremos apreciar a boa fortuna e tudo que essa vida tem a nos oferecer sem depender de nossa felicidade.

Se temos um problema em particular e estamos ponderando como usar o Reiki para o bem maior, e se estamos levando a sério buscar a felicidade vinda de dentro, então, para nos ajudar a atingir uma clareza, pode ser útil fazer essas três perguntas para nós mesmos:

Eu quero que as coisas mudem? (reativa)
Eu quero mudar as coisas? (proativa)
Eu quero mudar? (interativa!)

Geralmente é melhor mudarmos a nós mesmos em vez de mudarmos uma situação ou esperarmos que outra pessoa mude. Para encontrar a felicidade, muitas pessoas tentam mudar muitas coisas diferentes na vida: a aparência, o emprego, seu parceiro, a quantidade de riqueza que possuem, etc. Mas essas mudanças externas apenas trazem felicidade temporária, não muito depois já estaremos procurando outra coisa para aliviar o descontentamento. A longo prazo, talvez durante muitas vidas, essas atitudes inábeis na verdade causam mais tristeza.

A felicidade depende da mente. Não importa quanto mudemos nosso mundo físico, nunca estaremos satisfeitos; sempre terá algo que iremos querer, ou querer mudar. A maioria de nós brinca de "eu serei feliz quando...": "eu serei feliz quando encontrar o companheiro certo", "eu serei feliz quando encontrar o emprego certo", "eu serei feliz quando minha saúde melhorar", etc.

Podemos ser felizes agora – não importando as circunstâncias –, simplesmente por sermos felizes!

Treinando a felicidade

Cada um de nós possui exatamente o que precisamos para sermos felizes. Temos exatamente os problemas certos e as circunstâncias difíceis que precisamos para treinar nossa felicidade. Por exemplo, se vivemos ou trabalhamos com alguém que consideramos irritante, então podemos usar isso como uma oportunidade para mudar a nós mesmos e desenvolver as qualidades internas de paciência, compreensão e talvez, eventualmente, amizade. Procurar um novo emprego ou desejar que a pessoa vá embora não é uma resposta, apenas um meio para escapar ou ignorar nossas próprias deficiências que levamos para onde vamos, até mesmo para a nossa próxima vida!

Nossas dificuldades externas são um reflexo das nossas fraquezas internas. Se ficamos irritados facilmente com pequenos problemas, então precisamos desenvolver a tolerância e a paciência. Se parecemos nunca conseguir o que queremos, precisamos desenvolver o contentamento com o que temos. Se consideramos a vida ameaçadora, precisamos desenvolver confiança, força interna e o desejo de proteger os outros, apesar de não necessariamente proteger fisicamente. Quanto mais tentamos controlar e manipular nosso ambiente com o propósito de compensar ou ignorar nossas fraquezas, mais atraímos as coisas que desejamos evitar.

A maioria de nós é ensinada desde cedo a como evitar nosso mundo interno e buscar a felicidade no mundo externo. A sociedade é como um parque de diversões, cheia de distrações e diversões superficialmente atraentes que nos impedem de conseguirmos o tempo, a paz e o espaço para desenvolver um verdadeiro relacionamento com nós mesmos. Nossa vida inteira pode facilmente ser preenchida com eventos de nascimento, infância, educação, carreira, relacionamentos, família, aposentadoria, velhice e morte, sem sequer termos a chance de conhecer quem somos. Muitas vezes é preciso aparecer uma doença ou outro evento sério, até mesmo casos de vida ou morte, para que sentemos e percebamos o que é realmente importante e valioso.

Muitas pessoas passam a vida toda fugindo delas mesmas, continuamente distraídas e habitualmente transferindo sua atenção de uma coisa para outra na vida, tentando encontrar a felicidade em um lugar e depois em outro. É apenas uma meia vivência, e só porque muitas pessoas o fazem, isso não se torna certo. Deveríamos ser maduros o suficiente para olharmos ao redor, investigarmos e fazermos perguntas sobre a natureza da nossa própria realidade e como podemos melhorar nossa experiência nela de forma duradoura. Temos de possuir a percepção e a coragem de aprender com nossas próprias experiências e com a sabedoria daqueles que viajaram pela mesma estrada antes de nós, e precisamos da compreensão e da compaixão para reconhecer o sofrimento dos outros e agir de forma a aliviá-lo quando possível.

Saindo da "raça" humana

Se pararmos o jogo e descermos do carrossel, poderemos ver a "raça humana" correndo atrás de seu próprio rabo e enxergá-la como realmente é: um desperdício de uma oportunidade muito especial. Uma vida humana é um presente incrivelmente raro, frágil e precioso. Ao usar nosso tempo para treinar e aprofundar nossa sabedoria e felicidade, a vida proporciona uma oportunidade para transformar as rodadas eternas de problemas grandes e pequenos.

Muitos dos nossos problemas podem ser resolvidos ao simplesmente passarmos a conhecer nossa própria mente. Os problemas que não conseguimos resolver facilmente podem ser usados a nosso favor.

Aprendendo a nos elevar e mudar em situações difíceis, podemos realmente começar a nos beneficiar dessas oportunidades e usá-las para fortalecer nossas boas qualidades e desenvolver a felicidade interna. Ao fazer isso, transformamos as situações cotidianas no caminho para a felicidade duradoura. Além disso, ao mudarmos nossas mentes, as situações externas muitas vezes mudam automaticamente! Precisamos agarrar essa oportunidade de mudar de direção, transformar-nos e olhar para o mundo de forma diferente; precisamos pensar:

A felicidade não está *Lá Fora*, está *Aqui Dentro*.

O Reiki é uma chave que pode nos ajudar a destrancar a porta para a felicidade interna contínua, o tesouro que estamos todos procurando, mas buscamos no lugar errado!

Indo pelo caminho do meio

Se você quer usar o Reiki para andar pelo caminho da transformação pessoal, lembre-se de que é um caminho do meio. Sabemos que mudar hábitos que foram construídos ao longo de muitos anos pode levar um certo tempo, então seja gentil com você mesmo. Não espere muito tão cedo. Mantenha uma mente feliz, tranquila e relaxada e uma motivação positiva, e tudo será possível. Se usarmos o Reiki desta forma, tudo que precisamos chegará até nós e nosso caminho para a felicidade completa será rápido, suave e bem-sucedido.

4. Dedicação – Os efeitos futuros das ações do Reiki

Tudo que fazemos, dizemos e pensamos, toda ação do nosso corpo, da nossa fala e da nossa mente, cria um potencial na mente para uma reação física, verbal ou mental correspondente no futuro. Isso também cria o hábito ou a tendência para repetirmos tais ações no futuro e um desejo ou compulsão cada vez maior em manter a atividade de ações negativas similares. Se praticarmos ações negativas, podemos esperar reações negativas mais cedo ou mais tarde. Além disso, se geralmente temos uma abordagem negativa da vida, estamos mais propensos a criar as condições que atraem problemas e circunstâncias mais difíceis.

Da mesma forma, a energia positiva que criamos, ao desenvolver paciência, bondade e passar Reiki, por exemplo, irá voltar para nós como uma experiência muito positiva, de uma forma ou de outra. Se conscientemente nos dedicarmos ou direcionarmos essa energia positiva para um propósito específico, pode ser uma forma muito poderosa de manifestar nossas intenções, alcançar nossos objetivos e acelerar nosso crescimento espiritual e pessoal. Sempre que criamos energia positiva ao ajudar os outros de alguma forma ou ao criar conscientemente estados mentais positivos, podemos dedicar essa energia.

Escolher uma direção para a dedicação é similar a criar a intenção do Reiki. Se você escolher um propósito que irá beneficiar muitas pessoas, então esse desejo será realizado mais facilmente do que um propósito puramente egoísta. Para dedicar-se a qualquer ação positiva, simplesmente pense:

Que essa energia positiva seja totalmente dedicada ao bem maior de todos

ou

Que todos os seres vivos se beneficiem dessa energia positiva.

Talvez os maiores objetivos que podemos desejar são:

Por meio da força desta energia positiva, que todo ser vivo seja liberto de seu sofrimento e que todos nós encontremos a felicidade duradoura verdadeira de forma fácil e rápida

ou

Por meio da força dessas ações positivas, que minha sabedoria e compaixão continuem a crescer.

Dedicar a energia positiva criada por nossas ações apenas leva um tempo curto, mas esse pequeno gesto é uma prática muito especial. Podemos facilmente desperdiçar ou destruir o potencial de antigas ações positivas simplesmente ao desenvolver estados da mente negativos, como raiva, culpa ou inveja.

Dedicação sincera é como "assegurar" ou proteger o potencial de nossas atitudes positivas para nosso próprio benefício futuro e o dos outros. Neste sentido, o potencial de nossos bons pensamentos, palavras e atitudes pode apenas crescer e irá produzir excelentes resultados para todos no futuro.

Autotratamento

Nós só podemos ser bons curadores se pudermos curar a nós mesmos. Como parte deste processo, é importante nos dar um tratamento de Reiki completo diariamente pelos primeiros trinta dias após o treinamento do Primeiro Nível. Ao fazer isso, ajustamo-nos mental e fisicamente à nova energia que carregamos, e isso nos ajuda a sermos um canal mais claro para o Reiki.

Você deve se lembrar de que os primeiros dois tratamentos de dr. Usui foram feitos nele mesmo: quando ele bateu o dedão correndo montanha abaixo e ao conseguir comer uma grande refeição após longo jejum sem passar mal. Essas autocuras são muito simbólicas e nos ensinam a não ficarmos na pressa de "curar o mundo", mas cultivar e desenvolver a nós mesmos bem se pretendemos ajudar os outros eficazmente.

O Caminho do Reiki

Algumas pessoas irão se sentir capazes de tratar outras com o Reiki imediatamente após as iniciações do Primeiro Nível. O Reiki vem de uma fonte ilimitada e não se esgota, mas geralmente aumenta nossos próprios níveis de energia. O processo de se tornar um canal puro para o Reiki é contínuo e pode envolver períodos de limpeza interna que exigem descanso e autotratamento. Cada praticante de Reiki tem de avaliar suas próprias exigências, e com experiência você conseguirá julgar quando é apropriado receber em vez de passar. Receber pode ser um ato de doação, caso a nossa motivação seja beneficiar os outros. Se a nossa real motivação é boa, e temos de ser muito claros e honestos com nós mesmos quanto a isso, então nossas ações irão naturalmente beneficiar os outros, mesmo que às vezes pareçam ser atitudes egoístas.

Quando passamos Reiki para alguém, também recebemos quanto precisamos. Se nos sentimos preparados para passar Reiki regularmente, após um tempo apropriado de autotratamento, então isso pode realmente acelerar, ampliar e aprofundar nosso próprio crescimento e desenvolvimento. Quanto mais mantivermos essa prática, com o autotratamento e o recebimento de Reiki por outras pessoas, melhor será nossa compreensão e experiência da forma como o Reiki será. Esse processo também pode ser enriquecido e apoiado por Trocas do Reiki regulares com outros praticantes, talvez uma vez por mês, ou mais frequente, de acordo com suas necessidades.

Intenção e dedicação

A qualidade de nossa intenção afeta diretamente os resultados de nossas ações. Se passarmos o Reiki para nós mesmos com o desejo de que todos se beneficiem disso, então se criará uma energia positiva maior do que seria se desejássemos apenas o nosso próprio benefício. Se essa energia maior também é sinceramente dedicada, então mais cedo ou mais tarde voltará para nós como uma experiência muito positiva e atingirá resultados excelentes para todos. Para aproveitar ao máximo um autotratamento, devemos focar em uma intenção positiva antes de começarmos e consagrá-la quando terminarmos.

Para estabelecer a nossa intenção, simplesmente pensamos – no começo do tratamento – nas áreas da nossa vida que desejamos curar, mudar ou sobre as quais desejamos nos tornar mais esclarecidos, ou novamente podemos estabelecer intenções específicas claras. Nossas intenções podem ser tão grandes e bem detalhadas quanto quisermos. Também podemos pensar em pessoas específicas que gostaríamos de ajudar; por exemplo, podemos pensar:

> *Que esse tratamento beneficie meus filhos, meus pais, meu(minha) parceiro(a), o restante da minha família, meus amigos e meus vizinhos (você pode mencioná-los pelo nome), todos desta cidade, deste estado e deste país, todos neste continente, neste planeta, e todos os seres vivos, pelo bem maior de todos.*

Não existe necessidade de reafirmar constantemente nossa intenção uma vez que já a estabelecemos, pois isso não irá aumentar o poder do Reiki e pode impedir que relaxemos completamente e recebamos o que precisamos. No entanto, às vezes pode parecer certo meditar mais profundamente sobre nossas intenções durante o tratamento. De novo, saber o momento de fazê-lo virá com a experiência. Quando desejar fazer isso, pode ajudar se você sentar em uma posição de meditação durante o tratamento em si mesmo (veja o capítulo 9 para técnicas de meditação básica). Quando o tratamento acaba, consagramos pensando em um objetivo específico ou um propósito geral para o qual mentalmente direcionamos a energia positiva que criamos usando o Reiki. De novo, as melhores intenções e consagrações são simples, honestas e diretamente do coração.

Lembre-se:

Intenção

Ação/Tratamento do Reiki

Dedicação

Quebrando padrões de pensamento negativo

Ao nos tratarmos regularmente, nossa saúde e nossas qualidades positivas naturalmente melhoram. Nós nos tornamos mais tranquilos e menos propensos a reagir negativamente a situações difíceis. Essa paz também proporciona confiança interna e força, e uma percepção maior dos nossos talentos e habilidades naturais. Também nos tornamos mais cientes mental e emocionalmente e capazes de reconhecer nossos padrões negativos de pensamento, e nosso poder de transformação deles melhora, permitindo que sejamos menos escravos de nossos hábitos ruins!

Resumindo, nossa saúde mental melhora e, à medida que encontramos a coragem para mudar a nós mesmos e nossas vidas, começamos a nos sentir bem sobre nós mesmos, sobre onde estamos e o que estamos fazendo. Autotratamentos regulares também podem servir como uma medida preventiva de saúde. É sabido que níveis de estresse menores e uma sensação de bem-estar podem ter um efeito positivo na nossa saúde física e mental.

As 12 posições básicas

Um autotratamento completo dura 60 minutos. Existem 12 posições básicas: posicionamos nossas mãos por cinco minutos em cada uma (veja as figuras nas páginas 108-117). As posições básicas correspondem aos sete chacras principais ou centros de energia do corpo humano. Apesar de a energia ir para as áreas do corpo e da mente com maior necessidade, cada posição de mão tem um efeito mais específico. Se você ou alguém que está sendo tratado por você possui questões que gostaria de tratar diretamente, é útil saber em quais posições ficar mais tempo durante o tratamento (veja o capítulo 8, páginas 169-164, para mais detalhes).

Se você ficar em uma posição por mais de cinco minutos, ainda deve ficar os completos cinco minutos em cada uma das outras posições, se tiver o tempo. Além disso, não tenha medo de experimentar novas posições que pareçam dar certo e atingem bons resultados. Depois que você praticou o Reiki por algum tempo, tente reverter a ordem das 12 posições básicas para que trabalhe o corpo de baixo para cima e não de cima para baixo, ajudando assim a liberar bloqueios de energia. Também tente usar apenas as posições que você julga precisarem do Reiki, assim ajuda a desenvolver sabedoria intuitiva e percepção energética. Aumentar essas habilidades também leva, gradualmente, a uma percepção e compreensão da mente mais profunda, a chave para todos os nossos problemas e potenciais.

O lugar e a hora certos

Antes de começar um autotratamento, crie o ambiente certo. Separe para você um período de tempo ininterrupto, talvez no começo da manhã ou à noite, preferencialmente todos os dias no mesmo horário. Algumas pessoas são energizadas física e mentalmente pelo Reiki e outras ficam relaxadas e prontas para descontrair, então é importante escolher uma hora que se encaixa na sua programação diária. Essa reação pode ser controlada até certo ponto ao estabelecer a intenção certa, mas é melhor trabalhar com a energia e suas inclinações naturais, em vez de ir contra elas.

Encontre um espaço silencioso. Tente evitar distrações em potencial desligando o telefone ou deixando uma secretária eletrônica atender suas chamadas, e pedindo aos outros que não o perturbem durante seu tratamento. Esse é um tempo seu e é importante valorizar você mesmo o suficiente para não permitir as distrações. Tenha uma coberta ao alcance se achar que pode ficar com frio. Tenha uma música relaxante tocando, se gostar. Você pode colocar um travesseiro embaixo dos seus joelhos e também da sua cabeça. Isso pode ajudar a aliviar a tensão de um problema na coluna. Um relógio fácil de consultar e que conte em intervalos de cinco minutos é muito útil, já que é fácil perder a noção do tempo ou cair no sono. Se você cair no sono antes de terminar, geralmente significa que precisa de mais Reiki na posição em que estava quando dormiu. Apenas siga de onde parou e complete o tratamento, se tiver tempo.

Durante o Tratamento

Mantenha seus dedos unidos, mas não firmemente. Isso concentra a cura em uma área e permite um fluxo suave da energia. Essa forma de gentilmente alongar os dedos, especialmente o dedo médio ou o mais longo, estimula os chacras das palmas. Também podemos estimular os chacras das palmas ao massageá-las suavemente em um movimento circular ou ao desenhar uma espiral anti-horária no ar, acima delas. Nossos chacras das palmas são muito sensíveis à energia, então, se você apontar um dedo de uma mão para a palma da outra, sem tocá-la, e mover o dedo em um movimento circular ou espiral, pode sentir uma sensação de formigamento ou movimento na palma. Uma vez que fez os empoderamentos do Reiki, você se torna mais sensível à energia e seu próprio nível de energia da força vital aumenta.

Quando aplicar o Reiki a você mesmo, tente fazer cada posição o mais confortavelmente possível, usando travesseiros, almofadas e um cobertor, se necessário. Tente não quebrar o contato com o seu corpo enquanto muda a posição das mãos, pois isso restringe a fluidez livre da energia e interrompe o processo de relaxamento profundo. Podemos nos tratar tanto deitados como sentados – qualquer posição que permita que você passe por todas as posições de forma confortável, enquanto se mantém relaxado. Se você tem músculos dos braços fracos ou uma lesão no ombro ou no pescoço, é possível fazer as duas primeiras posições deitado de lado, com um travesseiro entre os cotovelos para sustentar os braços. Role e passe para o outro lado quando passar da primeira para a segunda posição, a fim de permitir que a energia seja balanceada e possa fluir livremente pelo seu corpo e sua aura. Algumas das posições nas costas podem ser difíceis de alcançar, então você pode tanto posicionar suas mãos o mais próximo possível do lugar correto ou passar mais tempo na posição na frente que seja correspondente.

De forma alternativa, faça as posições frontais novamente e estabeleça uma intenção mental clara para que a energia chegue até as costas. De novo, isso pode ajudar muito as pessoas com problemas nas costas, nos ombros e no pescoço.

O autotratamento pode ser combinado com outras técnicas de autoajuda, como afirmações, visualizações, Aromaterapia ou Florais de Bach. Experimente e divirta-se encontrando a melhor combinação para você. Combinar Reiki com cristais pode ser particularmente poderoso, mas tome cuidado! Certifique-se, lendo um livro apropriado, de que irá usar os cristais certos, nos lugares certos, para os propósitos certos. No entanto, não deixe que isso limite sua intuição. Se você sente que é certo usar um cristal de determinada forma, tente. Lembre-se de que o Reiki é um sistema completo de cura para o corpo e a mente; sempre tentar algo diferente pode ser um desvio para evitar defrontar ou lidar com suas questões reais. Se você usa o Reiki regularmente com um sentimento sincero de evolução, receberá tudo o que precisa e mais em termos de cura e crescimento pessoal. No entanto, se você está buscando algo a mais, talvez o melhor complemento para o Reiki é a prática de um caminho reconhecido de meditação ou oração. A meditação pode ampliar e aprofundar o nosso uso do Reiki, assim como pode nos trazer outros benefícios especiais!

Cuidado após o tratamento e continuando o autotratamento

Quando seu autotratamento acabou e você consagrou, levante-se devagar e tome tempo para se "firmar". Isso permite que suas energias fiquem balanceadas e sua mente, mais clara, antes de retornar às atividades do dia. Sair correndo logo após um profundo relaxamento pode deixá-lo se sentindo vulnerável, com tontura e até irritadiço. Todos são diferentes, e pode levar mais tempo para uma pessoa voltar a si após um tratamento. Se você se sente particularmente sensível, vulnerável ou zonzo após um tratamento, então apenas fique sentado por um tempo e mentalize uma intenção como a seguinte:

Equilibrado, centrado, firme e totalmente protegido.

Essa também é uma boa intenção para ser usada em outros momentos, especialmente se você vai entrar em uma situação em que será desafiado por outras pessoas. Além disso, aplicar Reiki em seus pés e em sua testa pode diminuir a tontura. Também é uma boa prática lavar as mãos depois de um tratamento, e um banho é ótimo, se você tiver tempo.

Após os primeiros trinta dias, não precisamos fazer um tratamento completo todos os dias, apesar de que muitas pessoas continuam essa prática, já que percebem uma diferença quando passam menos tempo com o Reiki. Se em alguns dias você não tem muito tempo, então até mesmo um pequeno Reiki é melhor que nada. Se você conseguir separar um tempo regular todos os dias para o Reiki, talvez 20 a 30 minutos, se estiver ocupado, aplique em você um tratamento completo uma ou duas vezes por semana; então os efeitos positivos serão contínuos e de longa duração. Se você tem apenas um curto período de tempo disponível para um tratamento geral, escolha apenas três posições; talvez a sua nuca, o seu coração e os seus quadris, e faça cinco minutos em cada posição. Estabeleça uma intenção para receber o que e como precisar, durante esse tempo e sempre para o seu bem maior. Usando esse tipo de intenção simples, podemos atingir resultados surpreendentemente bons em curto período de tempo.

Às vezes podemos sentir que queremos nos aplicar muito Reiki, talvez por muitas horas do dia. Isso não tem problema por curtos períodos de tempo, como alguns dias ou, ocasionalmente, algumas semanas. Pode ser especialmente útil para nos ajudar a lidar com eventos traumáticos, como o fim de um relacionamento íntimo, uma perda, uma doença grave, etc. No entanto, manter esse tipo de tratamento por longo período pode às vezes ser uma forma subconsciente de diluir a eficiência do Reiki e usá-lo como uma muleta ou um meio de evitar a vida, em vez de ser uma ferramenta poderosa para cura interna e crescimento pessoal em direção à responsabilidade e à maturidade. Essa é uma das razões pelas quais o tratamento de uma hora e 12 posições é tão valioso. Para os praticantes do Primeiro Nível e para muitos praticantes avançados, é a maneira de usar o Reiki mais efetiva, eficiente e com poder transformador.

Reiki a qualquer hora, em qualquer lugar

Você pode se aplicar o Reiki praticamente em qualquer lugar, se tiver uns cinco ou dez minutos sobrando. É especialmente útil em situações estressantes como engarrafamentos, antes de uma entrevista, depois de uma discussão e antes ou depois de qualquer situação difícil.

Provavelmente é mais sábio, se tiver a oportunidade, aplicar o Reiki em você antes que as situações estressantes apareçam e estabelecer uma intenção para a situação e todas as pessoas envolvidas para receber o Reiki pelo bem maior. Isso realmente fará a diferença e garantirá um resultado mais pacífico, equilibrado e justo para todos os envolvidos. Lembre-se: tudo o que você tem de fazer é posicionar suas mãos em qualquer parte do seu corpo e pensar breve e claramente em como deseja usar o Reiki. Se você está em um lugar público e sente que as pessoas podem estar questionando sobre o que está fazendo, então apenas posicione suas mãos nas pernas, já que é a posição menos óbvia se você estiver sentado.

Use o Reiki, faça-o fluir quanto puder e aprenda a integrá-lo na sua vida cotidiana; não restrinja sua prática a tratamentos formais. Encontrar tempo para o Reiki não é um problema, apenas precisa de um pouco de consideração. Por exemplo, aplique Reiki em você:

- enquanto assiste televisão
- enquanto está sentado no parque ou na igreja
- durante a pausa do café ou o almoço no trabalho
- quando estiver viajando de ônibus, trem ou em um carro em um engarrafamento
- enquanto lê, estuda ou memoriza algo
- enquanto estiver andando ou de pé em uma fila

Aprenda a fortalecer sua vida conscientemente com o Reiki. Você pode evocar o Reiki a qualquer hora; ele está lá para ajudá-lo a alcançar seu potencial completo, simples e facilmente. Quanto mais puder relaxar, ficar aberto e confiar no Reiki, mais eficazmente ele irá funcionar para você. Não restrinja sua prática a autotratamentos formais. Independentemente de onde estiver, do que estiver fazendo, e quando precisar, simplesmente estabeleça sua intenção, e o Reiki estará com você.

Sempre que tiver um pequeno problema físico, apenas posicione suas mãos em cima da parte do seu corpo por alguns minutos. Por exemplo, posicione suas mãos na sua cabeça por causa de uma dor de cabeça ou no seu estômago por causa de uma dor de barriga! Se estiver estressado, nervoso ou confuso, tente encontrar onde esse sentimento está concentrado em seu corpo, como seu estômago, coração ou cabeça, e então posicione suas mãos por alguns minutos no local para aliviar o problema. Nunca faça Reiki durante o banho ou em uma piscina; você pode cair no sono. Se pretende dirigir após um tratamento, certifique-se de que está totalmente alerta.

O efeito do Reiki na mente

Os benefícios do autotratamento regular fluem para todas as áreas da vida. Podemos levar a profunda paz que sentimos durante o autotratamento para as situações do dia a dia do restante das nossas vidas. É definitivamente possível e acontecerá com a prática regular. Já que nossas tendências em relação a ações positivas ou negativas mudam gradualmente com nossos hábitos de pensar e sentir, se somos capazes de nos familiarizar todos os dias com uma profunda paz e felicidade, não importa quão negativo fomos no passado, não podemos evitar de nos sentir mais contentes e completos. Quanto mais conseguimos viver desta forma, com o tempo mais fácil será se libertar e curar as complicações de traumas físicos, mentais ou emocionais, e doenças. A cada dia podemos nos tornar seres humanos mais "presentes", plenos e completos.

O Reiki aquieta e tranquiliza a mente, permitindo bem naturalmente que transcendamos a nossa superfície ou percepção superficial e toquemos nosso ser mais profundo. Nós normalmente apenas atingimos esse nível de consciência durante o sono profundo. Muitas pessoas não se recordam disso porque não estão conscientes durante essa experiência. A sensação de profunda paz e clareza que às vezes experimentamos conscientemente durante um autotratamento surge, porque experienciamos níveis mais profundos da mente. Isso é em razão do relacionamento estreito e dependente entre nossas energias internas e nossa mente, como foi explicado no primeiro capítulo.

À medida que nossas energias internas se tornam mais puras e mais sutis durante o autotratamento, nossa mente também. Enquanto a qualidade dessas energias internas aumenta ou é refinada pelo Reiki regular, por sua vez isso inicia a experiência de transcendência ou o movimento em direção à nossa natureza interna. Isso possui um efeito positivo na nossa saúde física, porque os níveis posteriores reduzidos de estresse mental e físico imediatamente causam a nossa própria cura e regeneram as habilidades de retomar seu poder natural.

Pegadas na areia

Do Budismo, sabemos que qualquer doença, antes de se manifestar em um nível físico ou consciente, inicialmente surge dos níveis mais profundos e internos da mente – o subconsciente para a maior parte das pessoas. Portanto, podemos apenas remover as verdadeiras causas da doença ao conhecer, experienciar e purificar nossa mente bem sutil de todas as sementes em potencial da doença criada por nossas próprias ações negativas passadas do corpo ou da mente, em vidas anteriores.

O Reiki pode ajudar a remover essas sementes; no entanto, as marcas mentais dessas ações passadas irão continuar na mente – como pegadas na areia –, e isso cria as tendências mentais de andar pelo mesmo caminho novamente ou cometer ações negativas similares no futuro. Essas marcas também devem ser removidas se quisermos evitar completamente uma doença ou outras experiências negativas nesta vida ou nas vidas futuras. Podemos atingir isso ao purificar completamente nossa mente bem sutil e desenvolver nossa consciência, e especialmente nossa sabedoria, por meio de técnicas de meditação avançadas (veja o apêndice 1).

O Reiki pode melhorar muito nossa saúde e nos proteger de futuras doenças ao evitar as causas em potencial de surgirem bem de dentro da nossa mente. Doenças podem apenas surgir de dentro da nossa mente se outras condições estão presentes; por exemplo, uma semente não pode se tornar uma árvore sem água, terra, luz e ar. Da mesma forma, uma doença em potencial pode ser evitada ao reduzirmos o estresse, melhorarmos nossa dieta, evitarmos ambientes deprimentes e, o mais importante, impedirmos estados de consciência negativos e energias internas impuras. A presença do Reiki é uma proteção contra pensamentos negativos e energia interna impura. Então, o Reiki funciona de duas formas: cura problemas existentes e previne problemas futuros.

O espaço ao redor

Podemos comparar a mente a um copo de água gaseificada. A constante onda de bolhas flutuando na superfície é como nossos pensamentos e sentimentos. Parece que somos esses pensamentos e emoções que surgem de dentro, como se construíssem nossa identidade e caráter, ou como se fossem o "eu verdadeiro". Nossa verdadeira natureza é mais como a água propriamente do que as bolhas que surgem nela; nossa essência, na realidade, é mais próxima do espaço entre os pensamentos e sentimentos, ou simplesmente a não existência de um "eu".

Durante a prática do Reiki, todos os nossos pensamentos e nossas emoções que constantemente nos distraem são suprimidos e somos levados para mais perto da verdadeira natureza da mente. Para além da sensação de profunda paz, podemos eventualmente experienciar nossa verdadeira natureza ou uma consciência infinita, clara e leve. Existe uma sensação tangível de alívio quando tocamos essas experiências, como se tivéssemos voltando de uma longa jornada – uma sensação de retornar para casa. É possível trazermos essa clareza e completude profundas e calmas para o restante das nossas atividades diárias, enriquecendo todas as áreas da nossa vida. De fato, ao compreender e experienciar a verdadeira natureza da mente, podemos resolver todos os nossos problemas! O Reiki pode nos levar por esse caminho até um nível bem avançado de percepção. Se quisermos resolver todos os nossos problemas presentes e futuros e ajudar os outros da melhor forma possível ao seguir o caminho para a completa iluminação, então podemos usar o Reiki para nos ajudar a estudar e praticar sob a orientação de um mestre da meditação em total plenitude (veja o apêndice 1).

Após praticar Reiki por um tempo, diretamente após ou durante as iniciações, você pode perceber a presença do Reiki dentro de você ou ao seu redor. Essa é uma experiência muito prazerosa. Alguns a descreveram como "sentindo como se Deus estivesse abraçando você". Às vezes pode ser sentida como uma leve "chuva" ou um campo de energia vibrante ou zumbindo ao seu redor. Deveríamos tentar estimular essas experiências por meio da oração, da meditação ou do autotratamento regular. Elas são um sinal verdadeiro de que estamos recebendo a cura e nos tornando mais energicamente conscientes e definitivamente caminhando na direção certa.

No entanto, se você não tiver essas experiências regularmente, não se preocupe; desenvolver um pouco mais de compaixão sincera e o desejo de ajudar os outros é, na verdade, muito mais valioso. É claro que somos todos diferentes e experienciamos o Reiki de formas distintas, de acordo com o que precisamos. Apesar de que nos tornarmos energeticamente conscientes permite trazermos o Reiki de modo consciente e mais rapidamente – sempre que precisarmos –, a coisa mais importante é ir com calma e aproveitar o Reiki à nossa maneira. A melhor forma de julgar seu progresso é muito simples. Separe um pouco do seu tempo regularmente para revisar a sua vida e olhar para quem você era e onde estava alguns meses atrás. Tente se lembrar de como se sentiu sobre você mesmo e o mundo ao seu redor. Se você se sentir mais contente, em paz e pleno, está seguindo em frente! Se você tiver desenvolvido um pouco menos de autopercepção e um pouco mais de "outra" percepção, você realmente está seguindo em frente!

Transcendência e o Sono do Reiki

Às vezes nós podemos experienciar o Sono do Reiki durante o autotratamento, ou quando recebemos Reiki dos outros. É como um curto período de sono profundo; transcendemos nosso nível superficial normal de consciência, e um nível mais sutil da mente aparece. Isso pode durar por apenas alguns minutos, mas, como ficamos tão profundamente relaxados e transcendemos a percepção normal, pode parecer que estivemos dormindo por horas. Isso pode acontecer reversamente às vezes, quando uma hora de autotratamento pode parecer apenas alguns minutos! Quando retomamos a consciência do Sono do Reiki, muitas vezes nos sentimos completamente renovados, como se tivéssemos tido uma noite completa de sono.

Essas experiências indicam que o tempo medido não é tão concreto quanto parece normalmente e que a mente – na origem – existe para além dos limites do tempo e espaço. De fato, em essência a mente é eterna e sem limites. Alguns textos budistas definem a verdadeira natureza da consciência ou da mente simplesmente como clareza e percepção, como um céu azul claro e infinito, ou apenas conhecimento puro, completo e abençoado; um sentido de "apenas estar", sem nenhum limite ou definição.

Precisamos de um sono profundo todas as noites para garantirmos boa saúde. Normalmente são necessárias várias horas de sono normal à noite antes de conseguirmos perceber os benefícios do sono profundo. O sono profundo e o Sono do Reiki são muito benéficos para a cura. Ao retornar à origem da nossa consciência superficial, nossa mente sutil, liberamos estresse mental e físico acumulado e mergulhamos na fonte da percepção pura ou consciência da luz clara, que está no âmago do nosso ser. O Sono do Reiki inconsciente tende a acontecer mais frequentemente com pessoas que têm menos sono profundo normalmente ou com aquelas que particularmente precisam de uma cura profunda.

Não é fácil para a maior parte das pessoas experienciar o Sono do Reiki conscientemente. Já que nossas mentes estão acostumadas a funcionar no nível superficial, não possuímos a capacidade ou concentração consciente para nos mantermos acordados e profundamente relaxados ao mesmo tempo. É por isso que perdemos a consciência temporariamente quando transcendemos a percepção normal e caímos no Sono do Reiki, como fazemos quando caímos no sono normalmente. Dr. Usui conseguiu manifestar os níveis sutis da mente, tocá-los conscientemente e trabalhar neles por causa de seus muitos anos de meditação e concentração mental.

À medida que nossa prática do Reiki progride, vamos cada vez mais experienciar os níveis sutis da mente tanto durante o tratamento formal quanto no dia a dia da nossa vida. Essas mentes gentis, lúcidas, esclarecidas e profundamente felizes irão começar a surgir bem naturalmente de dentro, e podemos, é claro, ampliar ou aprofundar nossa experiência e compreensão desse processo por meio da meditação e do estudo apropriado.

O caminho do aprendizado ao longo da vida

Às vezes podemos sentir que não estamos fazendo muito progresso com a nossa prática do Reiki, ou talvez o Reiki não esteja funcionando para nós como esperávamos. Não importa o caminho para o crescimento pessoal ou a disciplina espiritual que escolhemos, às vezes vamos encontrar dificuldades, desafios e aventuras! Nenhum caminho que valha seguir não terá obstáculos e oportunidades. O Reiki não é diferente.

Se estamos procurando algo fácil pelas razões ruins, ficaremos desapontados. Não podemos usar o Reiki para escapar ou nos esconder dos problemas, ou para manipular o mundo externo da forma que desejarmos. O Reiki é um caminho de aprendizado ao longo da vida, e não uma garantia de milagres da noite para o dia. Precisamos usar o Reiki com paciência e sabedoria. Podemos transformar a adversidade se estivermos dispostos a nos transformar além disso ou em vez dos nossos problemas externos. Quanto mais dispostos estamos para nos ajudar nesse sentido, mais eficazmente o Reiki irá funcionar para nós. Para algumas pessoas, essas habilidades são quase uma segunda natureza e podem ser aprendidas facilmente. Porém, para a maior parte de nós, demorará um tempo para desenvolvê-las por meio da experiência. O Reiki irá nos ajudar a encontrar nosso próprio caminho do meio consistente, algo entre nossas atuais limitações e potenciais, e com o tempo, se formos constantes e pacientes, vamos adquirir grande sabedoria e habilidade ao usar o Reiki para transformar adversidade em um caminho para a felicidade interna. O caminho de autocura pode ser bem desafiador como prática. Precisamos ter a coragem de nos desapegar de muito do que pensamos que somos, ser abertos e dispostos a experienciar nós mesmos sob outro foco de luz. Precisamos de uma mente leve para isso; uma que seja flexível, adaptável, equilibrada e capaz de transformar criativamente nosso antigo eu em alguém que valha a pena viver junto!

O processo do Reiki constitui em despir gentilmente, purificar e curar nossas camadas de percepção equivocada, confusão e identidade falsa, e permitir que nossa verdadeira natureza gradual e naturalmente emane de dentro. Logo ficaremos seres mais esclarecidos, fortes e saudáveis em todos os níveis. Aproveitar nosso próprio processo de crescimento pessoal é muito importante. A sensação de autoempoderamento que experienciamos irá nos ajudar a trabalhar com mais harmonia e companheirismo com o Reiki por um mesmo objetivo. Isso, por sua vez, também criará uma compreensão e experiência maiores sobre nosso próprio caminho e para onde ele está indo. Para aqueles dispostos a dar esse próximo passo na evolução da humanidade, existe à espera um mundo de possibilidades infinitas e incríveis.

Posição das Mãos para a Cabeça

Figura 5.1 – Olhos

Com seus dedos unidos, posicione suas palmas levemente sobre seus olhos, de modo que não consiga ver nenhuma luz se os abrir. Não toque nos seus olhos e não restrinja sua respiração pressionando seu nariz.

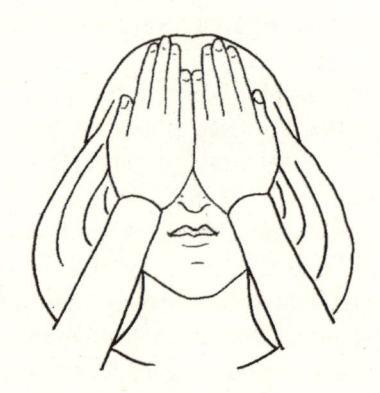

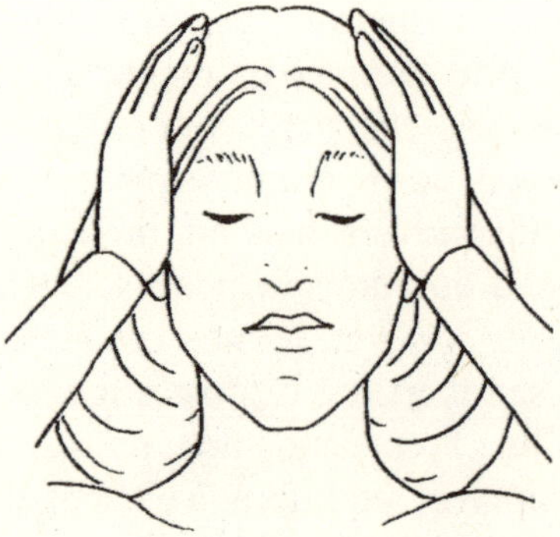

Figura 5.2 – Têmporas

Nesta posição, suas palmas devem estar sobre suas têmporas com seus dedos apontando em direção ao topo da cabeça.

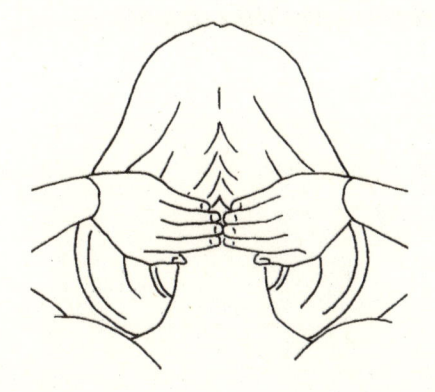

Figura 5.3 – Base do Crânio

Deslize suas mãos para a base do seu crânio, no osso occipital (calombo). Suas mãos podem ficar transpassadas ou uma ao lado da outra nesta posição, desde que o osso seja coberto.

Figura 5.4 – Pescoço e Garganta

Traga suas mãos até seu pescoço de forma que a base de cada palma ou punho toque sua garganta e o restante das suas palmas e os dedos envolvam gentilmente seu pescoço.

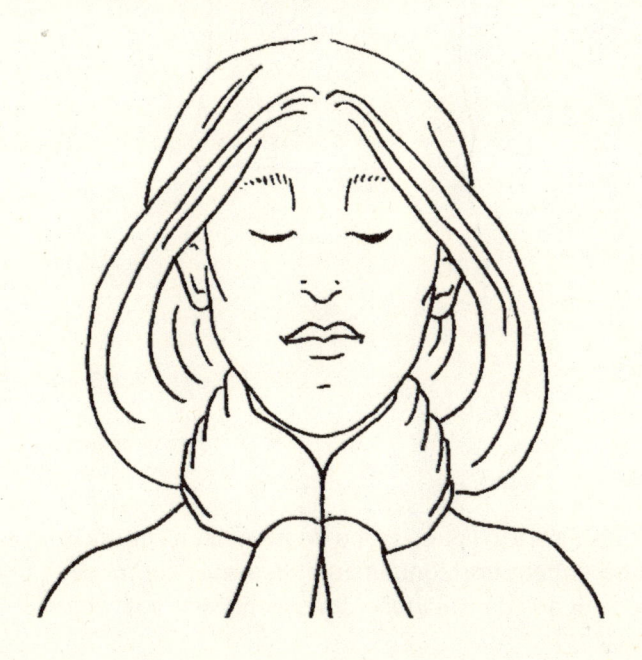

Posição das mãos para a frente do corpo

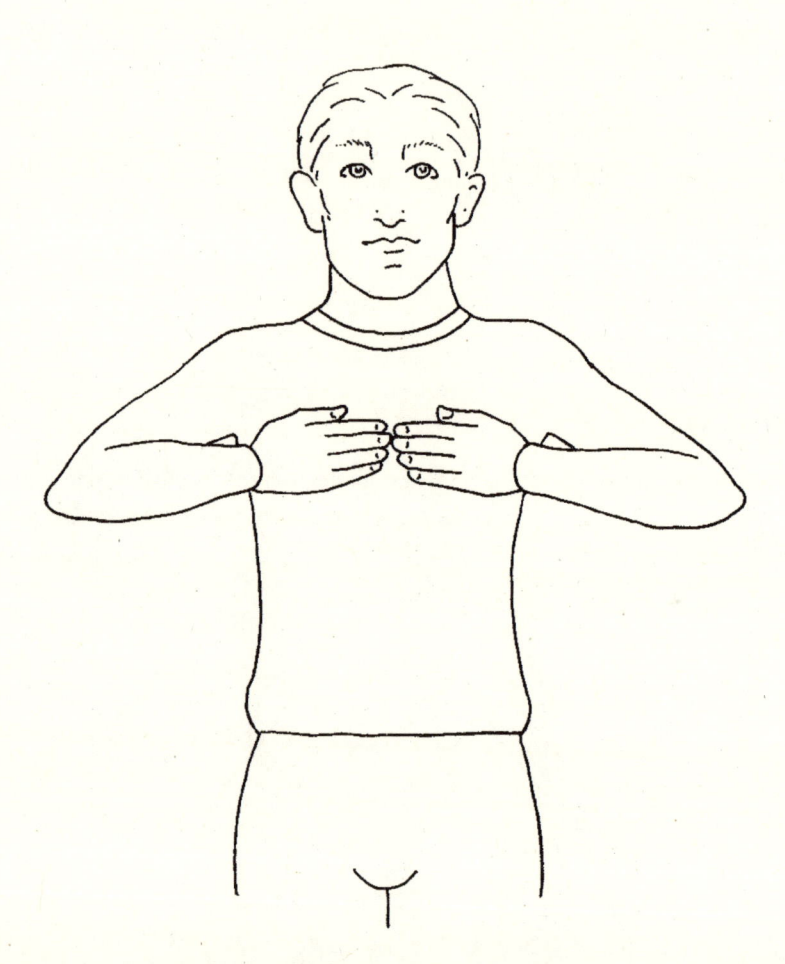

Figura 5.5 – Coração

Deslize as mãos para o topo do peitoral, na altura do coração, de forma que fiquem horizontalmente dispostas contra seu peitoral. As pontas dos dedos de cada mão devem encostar suavemente.

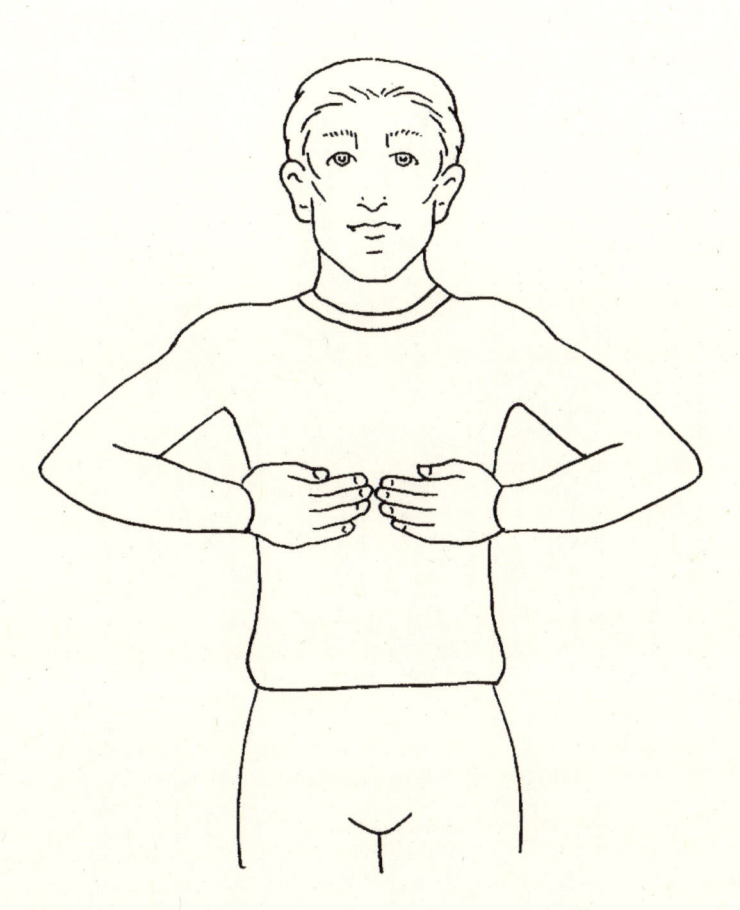

Figura 5.6 – Plexo Solar

Novamente, mantendo contato com seu corpo, mova suas mãos para baixo, a fim de que suas palmas fiquem no fim da caixa torácica e seus dedos se encontrem diretamente em cima do plexo solar, que fica diretamente abaixo do centro da sua caixa torácica.

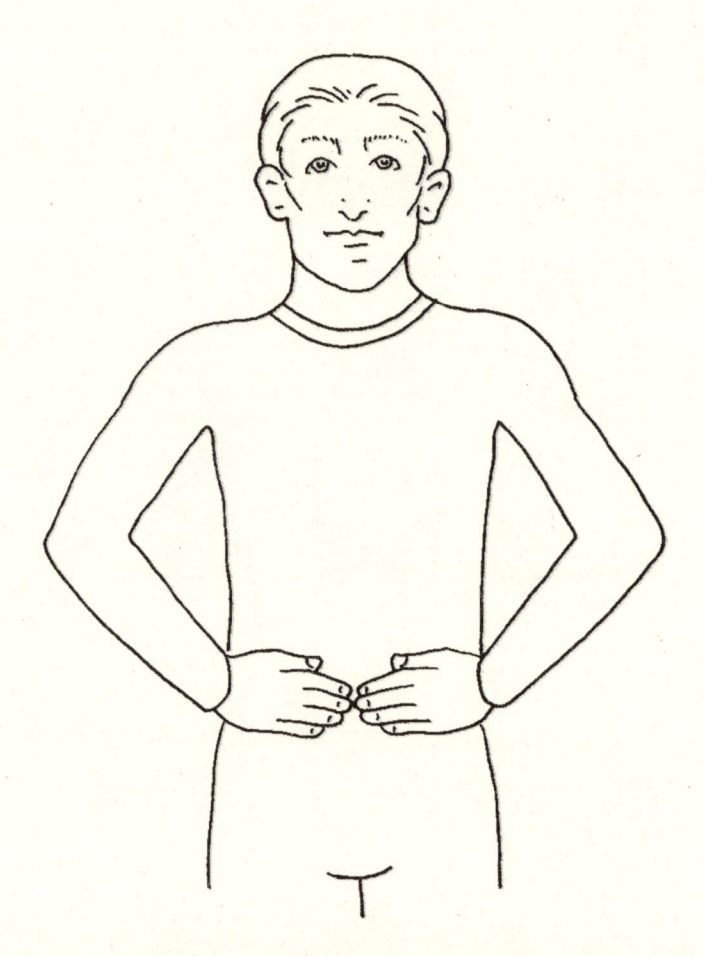

Figura 5.7 – Umbigo

Nesta posição, as pontas dos seus dedos devem se encostar gentilmente uns dois centímetros abaixo do umbigo, com suas mãos ainda na horizontal, se for confortável.

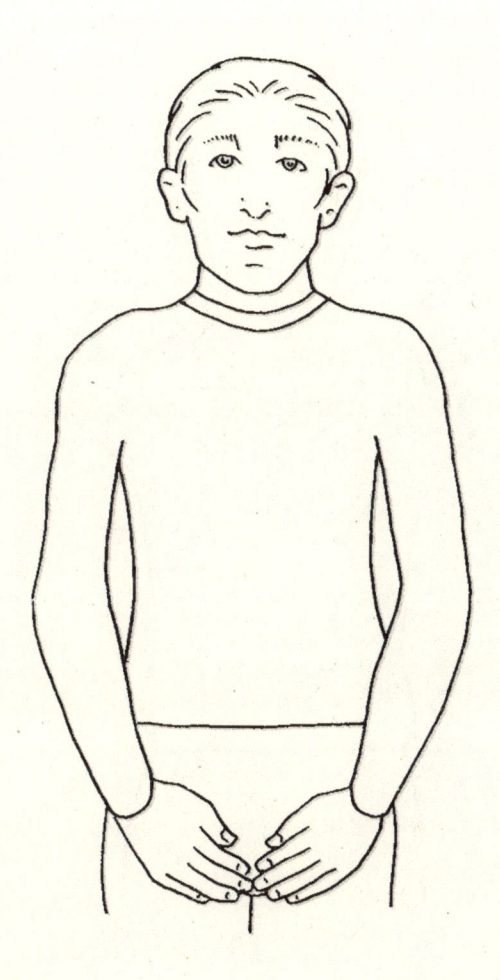

Figura 5.8 – Virilha

Mova suas mãos até que se encaixem no formato em V natural da virilha. Suas pontas dos dedos devem apenas se encostar.

Posição das mãos para as costas

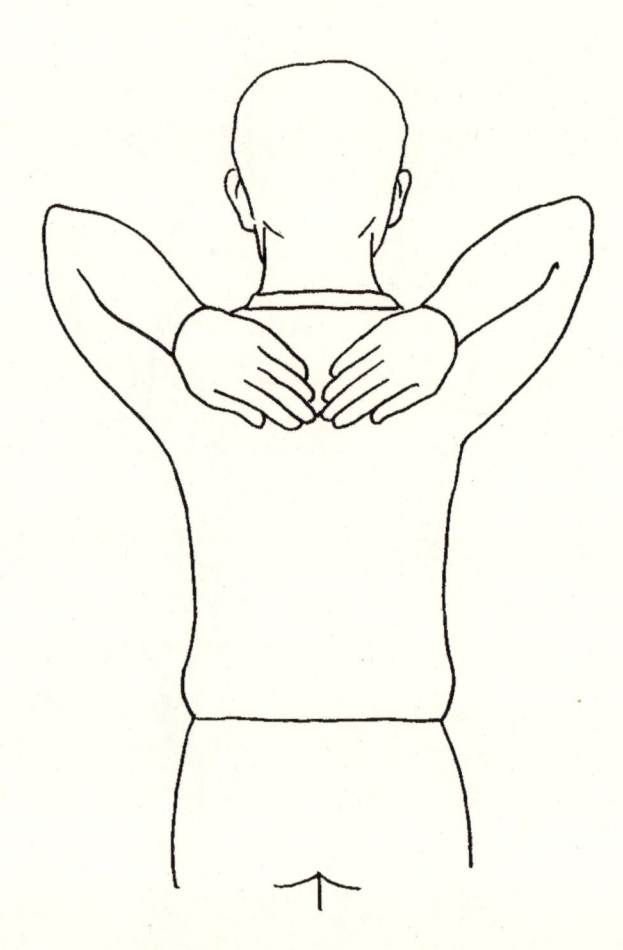

Figura 5.9 – Topo dos Ombros

Deslize suas mãos para cima no seu corpo, sem perder o contato, e ao redor do seu pescoço, para que seus dedos toquem a coluna. O mais baixo possível nas costas, forme um V com as mãos.

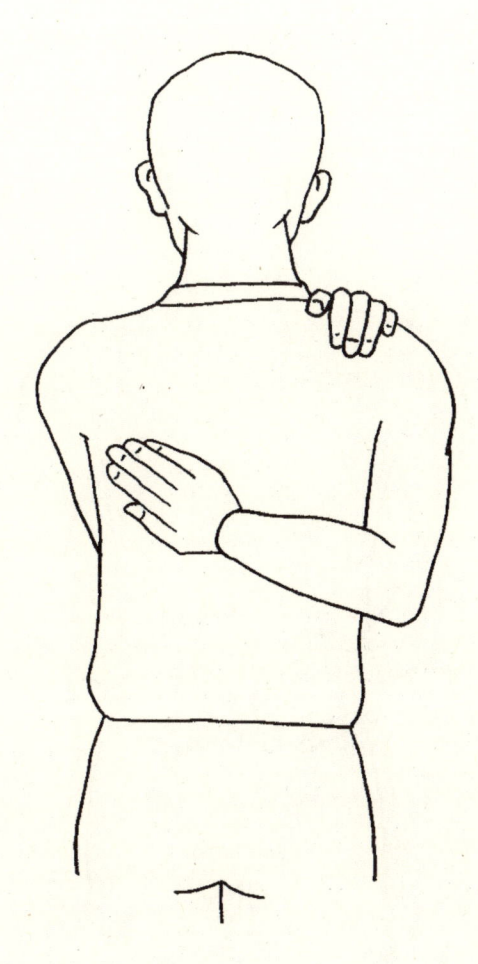

Figura 5.10 – Embaixo das Escápulas

A. Traga sua mão direita ao topo do seu ombro esquerdo e mova a mão esquerda de forma que sua palma fique toda em contato com a base da sua escápula direita.

B. Da mesma forma, mas revertido. Se não conseguir fazer isso, repita a posição frontal (veja a figura 5.6, Plexo Solar).

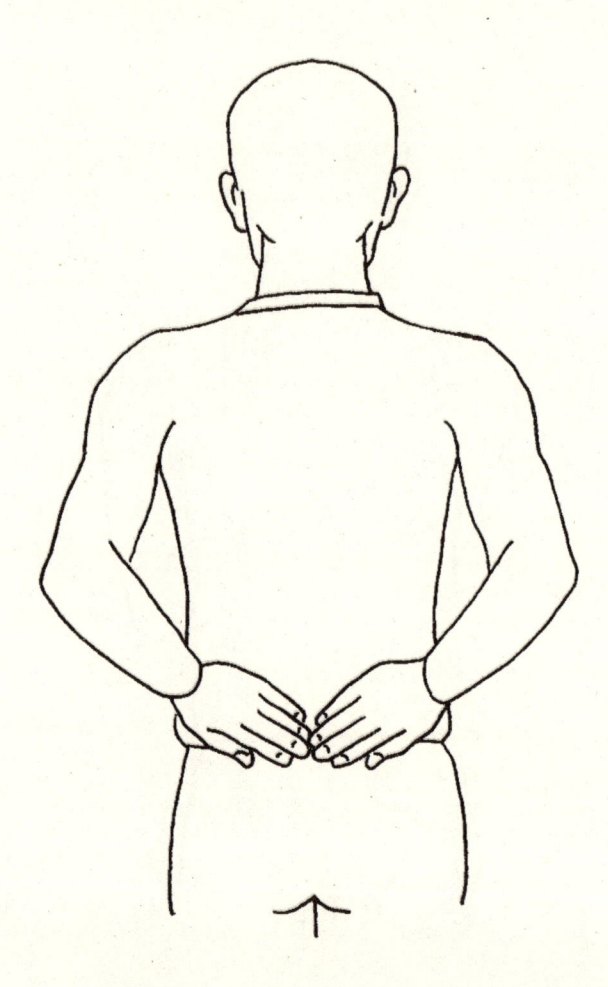

Figura 5.11 – Lombar

Nesta posição, suas mãos devem estar na altura do seu umbigo, o mais horizontal possível.

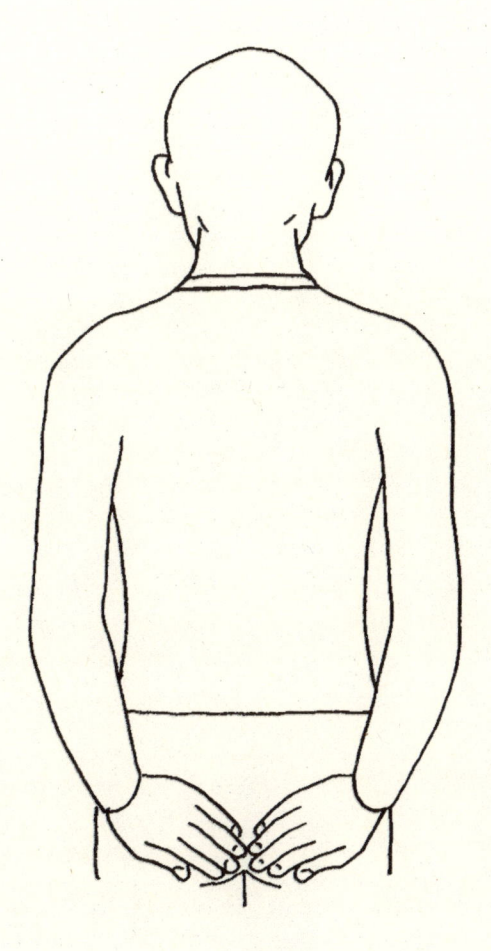

Figura 5.12 – Cóccix – Base da Coluna

Deslize suas mãos até que seus dedos se encostem e estejam nivelados com a ponta do seu cóccix.

Tratando os Outros

Preparar-se para aplicar um tratamento de Reiki nos outros é similar a um autotratamento. Algumas coisas extras podem ser necessárias, como um sofá ou uma cadeira, um queimador de essência de Aromaterapia, luzes baixas e um quarto aquecido (especialmente no inverno), coisas que podem ser úteis para criar as condições certas. Quando tratar alguém pela primeira vez, coloque-se no lugar da pessoa: como você se sentiu quando primeiro conheceu o Reiki? Tente fazê-lo ficar o mais confortável e bem-vindo possível, sem passar dos limites. Dê tempo para que ele explique por que foi vê-lo e o que espera do tratamento.

Lidando com as expectativas do paciente

Pode ser construtivo dizer ao seu paciente o que esperar durante um tratamento; no entanto, julgue cada situação como achar melhor. Às vezes pode não parecer apropriado, se ele então ficar pensando sobre o que pode acontecer em vez de simplesmente relaxar. Aqui estão alguns exemplos sobre o que você pode falar para seu paciente, se parecer a coisa certa a ser feita:

- Quanto tempo o tratamento leva
- Demonstrar as 12 posições básicas das mãos e explicar que você pode incorporar outras
- Deixar o paciente informado sobre o momento em que deve virar (após a oitava posição de mão)

- Explicar que ele pode experienciar uma sensação quente no corpo e ao redor dele ou saindo das mãos do curador (ocasionalmente pode sentir frio também)
- Sensações de formigamento no corpo do paciente e ao redor dele
- Uma sensação de peso ou leveza
- Muito relaxado ou até mesmo sonolento (não tem problema cair no sono)
- O paciente pode ser que fale
- O paciente pode suar um pouco (ou ter uma contração muscular), e pode sentir algum tipo de movimento interno no corpo enquanto relaxa
- A garganta pode ficar seca, então tenha um copo de água por perto e lenços para um nariz escorrendo.
- O estômago pode "reclamar" enquanto o corpo relaxa

Explique que essas são todas reações naturais. Algumas pessoas podem ter uma experiência muito mais intensa e profunda ou uma libertação emocional, então mantenha uma caixa de lenços de papel por perto e esteja pronto para ouvir, se necessário. Tente ser aberto e aceitar o que surgir. Confie que seu paciente vai saber consciente ou subconscientemente o que ele está pronto para liberar. Quanto mais genuínas a confiança e a segurança que temos pelas habilidades naturais de cura dos outros, mais fácil será para essas qualidades naturalmente desabrocharem da pessoa. Do ponto de vista do praticante, desenvolver confiança no Reiki faz parte do nosso próprio processo de cura e crescimento. Isso também cria uma atmosfera de confiança favorável a estimular o potencial de autocura do próprio paciente.

Se suas mãos estiverem frias, aqueça-as antes de começar o tratamento. Isso é especialmente importante para as posições na cabeça. As primeiras quatro posições podem passar uma sensação claustrofóbica, então fique alerta caso alguém se sinta desconfortável sobre ser tocado. O tratamento do Reiki é tão eficiente quanto se as mãos forem posicionadas sobre o corpo – em vez de tocá-lo –, no entanto sabemos que o poder do toque pode ser muito benéfico para a cura também, mesmo sem o Reiki. A questão do toque é um assunto particularmente sensível quando homens estão curando mulheres; então, estabeleça claramente o que o paciente sente ser confortável antes de o tratamento começar, para que ele fique totalmente relaxado e receba o maior benefício possível do Reiki. Se tiver dúvidas, não toque.

Explicando o Reiki ao seu paciente

Às vezes pode ser difícil explicar exatamente o que o Reiki é. Se o seu paciente perguntar, tente dar respostas simples e honestas. Os resultados do tratamento são mais importantes do que uma explicação intelectual, apesar de que falar sobre o Reiki e compartilhar ideias pode fazer parte do processo de cura. Com certeza pode ajudar as pessoas a ampliar suas noções e a olhar para a vida de uma nova perspectiva.

Tente evitar desafiar diretamente a crença das pessoas, especialmente se forem rígidas. Se precisam mudar a forma como experienciam e percebem o mundo, o Reiki vai ajudá-las; não é nossa responsabilidade guiar as pessoas como achamos ser certo. Lembre-se de que o Reiki não é atrelado a alguma religião específica, está aqui para todos, independentemente de religião ou formação cultural. Você não precisa acreditar em nada para se beneficiar do Reiki.

Ocasionalmente conhecemos pessoas com as quais nos sentimos desconfortáveis – e algumas das quais simplesmente não gostamos! Se você está diante dessa situação com um paciente de Reiki, isso não afetará a qualidade do Reiki que a pessoa receberá, mas obviamente irá interferir na qualidade do relacionamento paciente-terapeuta. Tente ser como um bom médico e desenvolva uma relação profissional afável e amigável igualmente com todos os seus pacientes. Outra abordagem é usar essa situação para descobrir mais sobre você mesmo. Pergunte-se: "Por que eu não gosto dessa pessoa?", "O que essa situação está me dizendo sobre mim mesmo?".

Muitas vezes, as pessoas e as situações com as quais sentimos ser difícil lidar são reflexos de alguma parte da nossa própria mente que não compreendemos totalmente, como uma peça faltando em um quebra-cabeça. Também é o caso com as pessoas com as quais somos profundamente apegados ou das quais somos dependentes para garantir nossa felicidade e paz de espírito. Grande parte dos nossos relacionamentos está marcada com aspectos de necessidade ou aversão. Muitas vezes precisamos da aprovação ou simplesmente da presença de outras pessoas para nos sentirmos seguros, felizes e completos, e é fácil pensar nas muitas coisas de que não gostamos e as quais não aprovamos nos outros. Não precisamos ser completamente autossuficientes e separados, ou completamente dependentes dos outros, para o nosso bem-estar. Existe um meio-termo. Podemos dar e receber sem precisar dos outros para nos sentirmos completos, ou afastarmos os outros para nos sentirmos "livres". Perseguir esse estilo de vida é um passo em direção a relacionamentos significativos e liberdade pessoal. A sensação de serenidade também é um bom atributo para ser desenvolvido e aplicado em todas as áreas da vida. Se tentarmos cultivar uma atitude equilibrada, calorosa e amigável em relação àqueles que conhecemos, todos os nossos relacionamentos irão ficar naturalmente harmônicos.

Introduzindo uma intenção para o tratamento

Após o primeiro ou o segundo tratamento, se você achar que o paciente entenderá, explique como estabelecer uma "intenção" do Reiki antes de o tratamento começar, e como ele pode usá-la para ajudar a si mesmo e sua família ou seus amigos. Essa também pode ser uma oportunidade para o paciente considerar a possibilidade de uma causa e solução interna para seu problema, e como lidar e trabalhar com essas ideias, ampliando assim a forma como o Reiki pode ajudá-lo. No entanto, vale lembrar que esse processo interativo é bem natural e não deve ser forçado ou acelerado. O Reiki provavelmente já fará isso surgir espontaneamente, se o tempo for certo.

Antes ou durante o tratamento, você pode estabelecer intenções para si, para a pessoa que está sendo tratada ou para outras pessoas. Não se limite. Use sua imaginação: mande o Reiki para onde quiser e por qualquer motivo. Se quiser manter algo simplificado (e o simples geralmente é o mais eficiente), use uma das seguintes intenções, ou algo similar, com que você se sinta confortável:

Que todo ser vivo se beneficie deste tratamento de Reiki

Que esse tratamento de Reiki seja em nome do bem maior

Que eu seja um canal puro do Reiki e que essa pessoa receba tudo o que precisa para seu bem maior.

Escaneando a aura

Uma vez que o paciente está pronto, é possível "escanear a aura" ao redor de seu corpo para acessar as áreas que podem precisar mais do Reiki. A aura é um campo de energia da força vital sutil que rodeia o corpo de todos os seres vivos e de todos os objetos que possuem energia da força vital, como árvores, flores, cristais e a própria Terra.

Aura vem do latim e significa "brisa" ou "respiração". Alguns textos budistas se referem à energia da força vital como "Vento Sutil". "Vento Bruto" é a turbulência de ar que sentimos em um dia de ventania. O dicionário inglês *Oxford* define a aura como "uma emanação sutil, atmosfera liberada por uma pessoa ou atuando nela, com um uso místico ou espiritual como um envelope do corpo ou espírito". Algumas pessoas com percepção "sensível" e energética conseguem ver diretamente as cores, os formatos e as texturas das auras e usar essa habilidade para diagnosticar desequilíbrios energéticos mentais e emocionais antes que se manifestem de forma física. Além disso, a fotografia Kirlian, que agora é bem conhecida, na verdade nos permite fotografar fisicamente as auras. Existem muitos livros excelentes disponíveis sobre auras, campos energéticos e chacras, mas, novamente, um conhecimento detalhado dessa área não é necessário para se tornar um curador Reiki bem-sucedido.

Para escanear a aura, simplesmente posicione as palmas de suas mãos em cima do corpo do paciente e as passe, vagarosamente, da cabeça aos pés. Você deverá ser capaz de sentir uma "camada" suave de energia por cima do corpo. Pode sentir isso ao levantar e abaixar vagarosamente suas mãos até apenas tocar a superfície do campo de energia. Pode levar algum tempo antes de você notar isso facilmente. É importante estar relaxado e "aberto" para sentir a energia. Você também pode praticar em seu próprio corpo. Com seus dedos juntos, mova suas mãos juntas e separadamente. Após um tempo, você deve conseguir sentir a camada de energia entre elas. Se não, tente estimular seus chacras das palmas massageando-os gentilmente de forma circular ou esfregando suas mãos uma na outra, vigorosamente. Tente isso no seu corpo todo, especialmente nas áreas ao redor dos chacras. Após algum tempo, conseguirá sentir os chacras dos outros e os seus próprios; alguns podem parecer lentos e outros, hiperativos. Se você tem um desequilíbrio, aplique o Reiki nessa área (veja a figura 6.1, na próxima página).

Não é essencial escanear a aura antes de um tratamento, já que o Reiki naturalmente ficará concentrado nas áreas do corpo e da mente que mais precisam. Se pensar que a pessoa que você vai tratar pode achar isso estranho e se sentir desconfortável, então não faça isso ou apenas aplique após o segundo ou o terceiro tratamento.

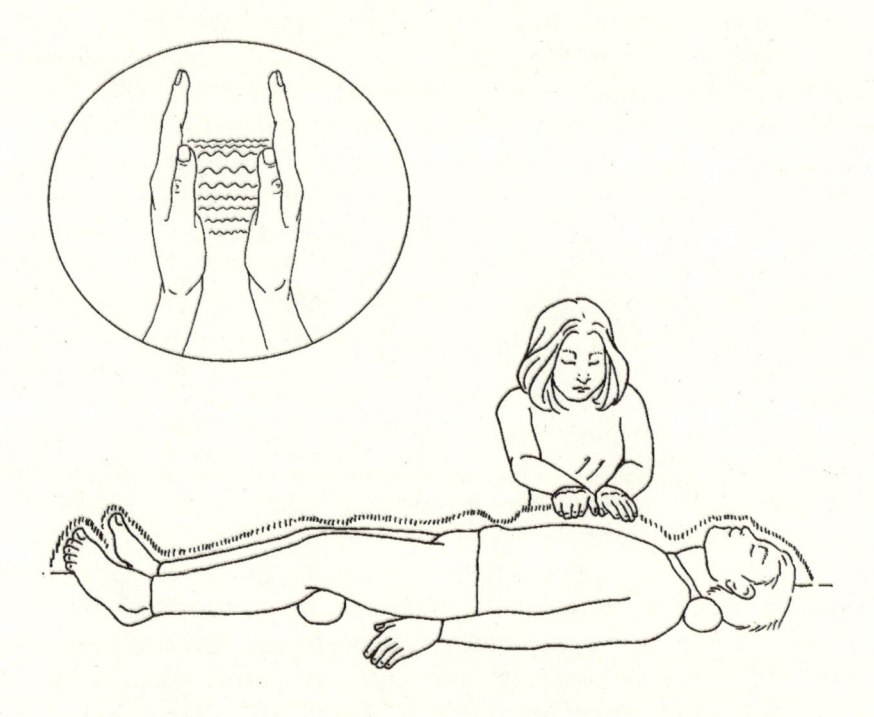

Figura 6.1 – Escaneando a aura; sentindo a aura (imagem)

Curando desequilíbrios energéticos

Enquanto escaneia o corpo, se o campo de energia declinar ou subir excessivamente, ou ficar frio, quente, vazio, ou parecer vibrar vigorosamente, é um bom sinal de que um Reiki extra nessas partes faria bem. No entanto, isso geralmente não indica que existe algum problema físico presente, então não é necessário mencionar esse desequilíbrio do campo energético para o paciente. Se não o conhece bem, pode apenas causar uma preocupação desnecessária.

Um campo de energia desequilibrado pode ser apenas uma manifestação de estresse mental ou emocional, recente ou antigo, que ainda não teve a chance de ser curado. É muito mais fácil para o Reiki ajudar a pessoa a se curar e se livrar desses problemas enquanto eles ainda existem em um nível mental ou emocional. Com o tempo, esses problemas – se não forem tratados – podem se manifestar em um nível físico; no entanto, não podemos ter certeza de quando e até que ponto.

Se você acha que talvez seja um problema físico sério e não detectado, tente não alarmar seu paciente. Sugira gentilmente que se consulte com seu médico de costume, especialmente se ele também sente que algo não está certo. Além disso, ele nunca deve ter medo de ir a outro médico consultar uma segunda opinião sobre suas condições de saúde atual. Se você for um terapeuta complementar profissional, todos os seus pacientes que buscam ajuda por causa de questões médicas sérias devem se consultar com você depois ou durante o tratamento com o médico deles.

Criando um canal aberto

O Reiki flui bem naturalmente assim que temos a intenção de aplicá-lo ou quando posicionamos nossas mãos no corpo do paciente ou próximo dele. É sempre uma experiência agradável e ainda única, nova e especial, mesmo depois de anos praticando Reiki.

Após o primeiro e o segundo tratamento com a mesma pessoa, você pode perceber o Reiki fluindo mais livre e forte. Isso pode acontecer por seu paciente estar se sentindo mais relaxado ou porque os problemas estão sendo tratados, resolvidos e liberados. Quando estamos aplicando o Reiki, devemos nos focar em ser um canal aberto de energia. Isso vai acontecer bem naturalmente uma vez que terminamos o Primeiro Nível. O Reiki sempre irá trabalhar para o bem maior; no entanto, existem algumas coisas que podemos fazer se quisermos desempenhar um papel mais interativo ou se sentirmos que a energia deveria fluir mais livremente:

- Consuma menos carne, álcool, cafeína e cigarros, se os consome, talvez apenas por algumas semanas no começo para ver se faz alguma diferença para você
- Aprenda a meditar um pouco todos os dias
- Faça exercícios leves e regulares, como caminhar, nadar, Yoga, Tai Chi, etc.
- Estabeleça uma intenção clara e honesta em prol do bem maior antes do tratamento, e diga/pense em uma pequena oração, se quiser

- Mantenha sua mente e seu corpo relaxados e abertos durante o tratamento
- Tente não controlar ou direcionar o Reiki mentalmente, além da sua intenção original, a não ser que você seja familiarizado com o Segundo Nível do Reiki ou com técnicas de cura semelhantes. Mantenha as coisas simples, e deixe o Reiki fazer o trabalho
- Confie que o Reiki irá até onde é mais necessitado, física, mental e emocionalmente
- Lembre-se de que autotratamento regular e receber Reiki de outros é importante
- Tente não ficar na expectativa dos resultados que quer, seja paciente e aproveite, mas não fique muito apegado aos bons resultados!
- Ao término de todo tratamento, lembre-se de dedicar brevemente ou direcionar os futuros efeitos positivos do seu bom carma (ações positivas) a alguma boa causa!

Se você conseguir manter esses pontos em mente, não só os resultados dos seus tratamentos serão positivos e duradouros, mas ganhará grandes benefícios pessoais por curar os outros. Sua capacidade de canalizar o Reiki continuará evoluindo, assim como sua sabedoria, compaixão e energia.

Sabedoria intuitiva da cura

Dadas as condições certas, todos possuem a capacidade natural de curar a si mesmos. De certa forma, ser um praticante de Reiki nos dá a habilidade de proporcionar essas condições de cura quando os outros não podem ajudar a si mesmos inicialmente. A presença do Reiki, na verdade, encoraja e nutre nossa própria sabedoria intuitiva da cura – e a dos outros. Quanto menos interferirmos nesse processo, melhor. Muito conselho bem-intencionado pode confundir a pessoa que pode já estar tentando lidar com uma doença complicada e mudanças no estilo de vida. Nem sempre sabemos o que é melhor para os outros!

Muitas vezes queremos dar o que os outros não precisam, e tentar proporcionar respostas aos outros pode diminuir a habilidade deles de resolver seus próprios problemas. Com o Reiki, até certo ponto, o praticante pode sair um pouco do papel de solucionador de problemas para se tornar mais um facilitador ou simplesmente uma "testemunha de cura". Isso permite que as pessoas tracem através do canal do Reiki o que elas realmente precisam para ajudar a transformação de suas situações, tanto físicas, mentais ou emocionais. Essa cura sustentável possibilita que as pessoas desenvolvam as qualidades que, tanto consciente como inconscientemente, precisam para ajudar a si mesmas. Isso também garante a elas as habilidades para lidar com problemas similares no futuro. Esse pode ser um processo vagaroso no começo, mas curar gradualmente os problemas internos estabelece uma base para uma cura completa mais duradoura e profunda – vale muito mais que o pouco tempo extra e esforço.

Ser um canal para o Reiki pode, a princípio, parecer meio enervante, e você pode se perguntar: "Qual é, realmente, o meu trabalho e como devo fazê-lo?". Com um pouco de experiência, você pode adquirir grande confiança no processo de se deixar levar pela sabedoria do Reiki e as verdadeiras necessidades do seu paciente, sem "atrapalhar" o relacionamento em desenvolvimento. Se fizer isso, você sempre estará trabalhando para o bem maior. Cada tratamento o levará mais perto de se tornar um ser humano mais completo e aberto, e, portanto, mais capaz de ajudar os outros. Esse é o seu trabalho!

Completando o tratamento

Com experiência, você saberá quando deve tentar novas posições que, intuitivamente, sente que são certas. Apesar de as mãos e os pés não serem incluídos pelas 12 posições básicas, é um bom treino ficar mais uns cinco minutos trazendo energia para os joelhos e os pés. Experimente e encontre uma forma confortável de fazer isso por conta. Sabemos que os pés são uma porta de entrada para o corpo todo e tratá-los por meio da Reflexologia e do Reiki pode ter efeitos profundamente benéficos no corpo e na mente.

É importante que o praticante de Reiki esteja relaxado e confortável enquanto aplica um tratamento. Se o paciente estiver deitado, sente-se em uma cadeira ao seu lado durante o tempo em que faz as quatro ou cinco primeiras posições e os pés. Deve ser possível descansar seus braços e cotovelos no fim do sofá, na mesa de tratamento, na cama ou onde for que o paciente esteja deitado. Se você preferir ficar sentado, use uma cadeira de escritório com rodinhas para se mover pelo corpo do paciente, mas não apoie o peso de seus braços no corpo dele. A maioria dos praticantes prefere ficar em pé durante o tratamento.

Assim como no autotratamento, é importante não quebrar o contato com o corpo enquanto muda as posições das mãos. Mantenha seus dedos unidos durante todo o tratamento. Após a oitava posição, você terá de pedir que seu paciente vire do outro lado lentamente. Se ele caiu no sono, gentilmente toque seu ombro, isso geralmente é o suficiente para acordá-lo. Auxiliar fisicamente seu paciente a virar, ajuda você a manter o contato com o corpo – importante para manter contínuo o tratamento, assim como prevenir que o paciente caia do sofá, se estiver sonolento! Se o paciente possui um travesseiro embaixo dos joelhos, retire-o nesse momento e permita que fique confortável novamente antes de continuar o tratamento. O tratamento geralmente termina nos pés, mas, em alguns casos, alguns minutos de Reiki na cabeça, especialmente na testa, podem ajudar a acordar uma mente sonolenta. Essa também é uma boa oportunidade para "consagrar", enquanto o Reiki ainda está fluindo.

Limpando a Aura

Quando o tratamento terminar, você pode "escovar" a aura para remover qualquer energia negativa que tenha sido liberada durante o tratamento. Isso é similar ao escaneamento da aura; porém, em vez de manter as palmas retas, elas devem alternar entre apontar em direção aos pés enquanto escova a aura (descartando a energia negativa) e ficar reta à medida que faz o movimento de volta com as mãos. Trabalhe vagarosamente em um movimento de onda repetitivo, da cabeça aos pés, com suas mãos logo abaixo do nível do campo de energia, mas sem tocar no corpo (veja a figura 6.2, na página ao lado).

Quando você chegar nos pés, deve jogar suas mãos em direção ao chão gentilmente, liberando assim a energia negativa acumulada na aura. Estabeleça uma breve intenção para o Reiki fazer essa limpeza, a fim de que não fique acumulada no local após vários tratamentos. A Energia da Força Vital de certos tipos de cristais, incluindo a ametista, possui um efeito de limpeza da energia dos locais em que se encontram. Esses cristais também podem ser limpos após um período longo de uso. De fato, toda a área de cura por cristais é muito fascinante e existem muitos livros excelentes disponíveis sobre o assunto.

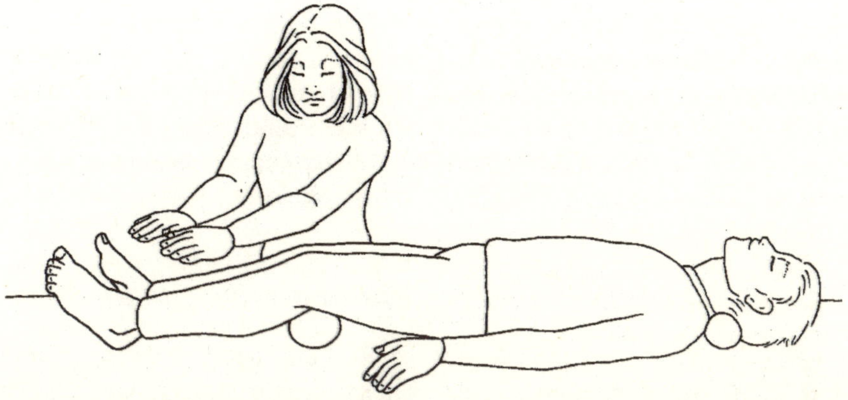

Figura 6.2 – "Escovando" a aura

Criando o Espaço Sagrado

É uma boa prática lavar as mãos após os tratamentos, ajudando a limpar qualquer energia negativa remanescente. Novamente, você pode tocar o ombro do paciente se ele não perceber que o tratamento acabou e dizer-lhe que se sente devagar, quando estiver pronto, e então se levante lentamente. Dê tempo para o paciente falar e se recompor após o tratamento. Tenha água e algo para comer disponível (por exemplo, um biscoito), já que um pouco de açúcar e água pode ajudar as pessoas a ficarem mais "firmes" e alertas após um tratamento muito relaxante. Isso é especialmente importante se forem embora dirigindo.

Se você for fazer vários tratamentos sucessivos, aplique em si mesmo alguns minutos de Reiki entre cada tratamento e estabeleça uma intenção mental do Reiki para que o local seja purificado. Isso dá tempo para a energia limpar sua própria aura de qualquer coisa que você ou o paciente anterior possam ter liberado durante o tratamento. Isso também cria um ambiente fresco e "sagrado" para a próxima pessoa e proporciona a você um pequeno tempo para descansar e manter-se firme. Aplicar bastante Reiki geralmente não é cansativo, mas pode acelerar seu próprio processo de transformação, e isso pode fazer com que se sinta um pouco desorientado.

Então, se sentir que isso está acontecendo e pode acontecer outras vezes, não apenas quando está aplicando Reiki, você pode desapegar, confiar e seguir com a experiência, ou estabelecer uma intenção para desacelerar um pouco, se sentir que as coisas estão indo rápido demais. Você sempre tem a escolha e o poder de decidir quando, quão longe e quão rápido vai seu progresso. Lembre-se: o Reiki apenas trará o que você está pronto para receber e aprender com ele. Apesar de no começo não se sentir pronto para o desafio, você é sempre mais forte do que imagina. Se tiver um pouco de coragem para encarar uma incerteza, o Reiki com certeza irá apoiá-lo até o fim. No entanto, não crie estresse, encontre seu próprio ritmo, e não se force a mudanças dramáticas se não se sente pronto. Você sempre vai conseguir andar mais do que corre. Busque um crescimento equilibrado e sustentável.

Aplicando Reiki enquanto estiver sentado

Geralmente é melhor receber o Reiki estando deitado, já que permite um nível de relaxamento maior e, assim, podemos receber a cura mais abertamente. No entanto, algumas pessoas podem receber o Reiki de forma mais confortável estando sentadas, principalmente caso se sintam vulneráveis deitadas ou possuam alguma condição física tal como problema nas costas (veja a figura 6.3). Avalie cada caso e permita que o paciente diga qual posição julga mais confortável. Se você aplicar o Reiki em alguém sentado, passe por todas as 12 posições, mas as adapte para que você e seu paciente estejam confortáveis durante todo o tratamento. Não se preocupe se não puder passar exatamente por elas. O Reiki naturalmente irá para onde é mais necessário.

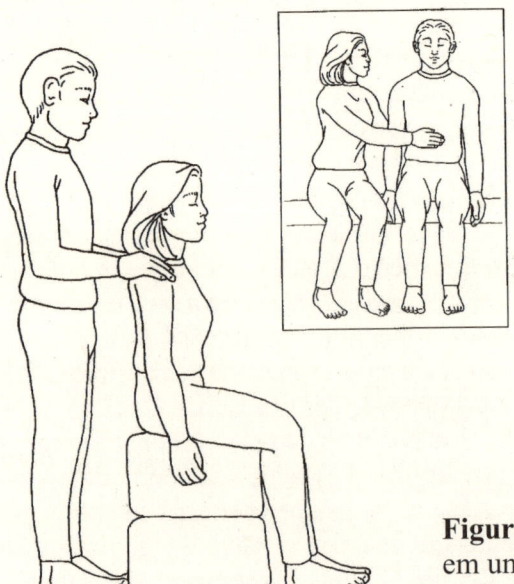

Figura 6.3 – Aplicando Reiki em um paciente sentado

Se o seu paciente está sentado, fique em pé atrás dele, ou de um dos lados pelas primeiras quatro ou cinco posições, então, à medida que vai descendo pelo corpo do paciente, você pode sentar. É mais confortável manter uma mão na frente e uma atrás do corpo. O Reiki vai passar direto pela cadeira, como faz com gessos, roupas e outras barreiras físicas. No entanto, se você puder encontrar um meio de se manter em contato com o corpo, então é preferível. Faça dez minutos em cada uma das posições restantes, porque você está tratando a parte da frente e a de trás ao mesmo tempo. Lembre-se de que, do ponto de vista do seu paciente, ficar sentado por uma hora na mesma posição pode ser muito cansativo. Talvez seja mais inteligente fazer tratamentos de meia hora nesses casos. Nas circunstâncias certas, eles também podem ser muito eficientes.

Consagrando após tratamentos

No fim de um tratamento com Reiki, antes de consagrar, você pode estabelecer uma intenção mental para selar, proteger e até continuar o processo de cura. Por exemplo:

Que essa pessoa continue a receber quanto de Reiki for necessário para ela até o próximo tratamento

ou

Que os efeitos desse tratamento com Reiki sejam selados e protegidos de qualquer influência negativa, mental ou física.

Isso garante que os efeitos do tratamento continuem e durem por muito mais tempo do que você passou com essa pessoa.

Sempre se lembre de consagrar o potencial positivo da energia que você criou ao aplicar o Reiki. Faça isso para si mesmo, para seu paciente e para todos que deseja ajudar. O carma ou ações de dar e receber a cura cria um potencial de energia especialmente forte que, como já foi explicado, voltará para nós em algum momento futuro como uma experiência positiva. Consagre ou dirija essa energia para propósitos específicos, ou para o benefício de tudo no geral. Para consagrar, simplesmente pense:

Por meio da força dessa energia positiva, que nós, e todos os seres vivos, experienciemos saúde e felicidade duradouras,

ou

Que esse ato de doação beneficie todos os seres vivos para o bem maior deles.

Dessa forma, apenas um tratamento com Reiki pode começar uma reação em cadeia positiva que ajuda indiretamente todos os seres vivos, como jogar uma pedra em uma poça de água. As ondas eventualmente se espalham pela superfície toda e então finalmente voltam ao centro ou origem da primeira onda.

O poder de escuta do Reiki

Sabemos que a inteligência natural de cura do Reiki trabalha em completa harmonia com outras terapias, muitas vezes sem conseguirmos notar suas sutis intervenções. Ela nos ajuda a desenvolver nossa própria sabedoria intuitiva para que possamos nos tornar mais empáticos e conscientes de como podemos ajudar melhor as pessoas.

Por exemplo, às vezes podemos perceber que um tratamento-padrão de Reiki pode ser inapropriado, e que simplesmente ouvir alguém falar sobre sua situação é a melhor forma de podermos atuar como um canal para o Reiki. O ato de ouvir é uma maneira de doação. Damos nossa atenção com o objetivo de ajudar, e isso cria uma conexão "energética" que permite que o Reiki flua facilmente de nós para a pessoa necessitada; de certa forma, de aura para aura. O ato de pedir ajuda cria uma abertura, permitindo que o Reiki entre na vida dos nossos pacientes da forma que for preciso.

Essa "ponte energética" também pode acontecer pelo telefone, e até mesmo sem comunicação verbal! Com alguma experiência, podemos começar a notar, perceber ou sentir quando alguém está recebendo Reiki por meio de nós sem nossa intenção consciente ou nosso toque. Já que o propósito principal do Reiki é aliviar o sofrimento, sempre que existir uma necessidade de cura e uma oportunidade ou abertura para ajudar, o Reiki começará a fluir de nós ou por nós. Isso pode acontecer em qualquer lugar, quando estamos sentados ou parados ao lado de alguém que não conhecemos, quando estamos fazendo compras, enquanto esperamos pelo ônibus ou apenas andando pela rua. Também podemos ver acontecer com pessoas que dizem não querer saber do Reiki!

Sempre que esse tipo de ação espontânea de cura do Reiki acontece, é uma experiência muito agradável e natural; então, apenas relaxe, confie e aproveite. Também podemos experienciar isso acontecendo com alguns prédios, lugares ou outros objetos inanimados que precisam do Reiki, especialmente se estão conectados a alguma atividade ou dificuldade humana negativa do passado, como batalhas, tumultos, crimes ou acidentes no trânsito. Quando experienciamos isso acontecendo, podemos estabelecer uma intenção e consagrar depois; no entanto, é uma boa ideia não ficar muito envolvido mentalmente. Podemos aprender bastante ao simplesmente nos abrirmos à experiência ou apenas estarmos com o Reiki.

Curando eventos do passado com o Reiki

Eventos que aconteceram há muito tempo também podem necessitar de Reiki. Você pode ajudar apenas por estar em um desses lugares. O Reiki pode trabalhar para além da estrutura de tempo e espaço para curar, dissipar e transmutar as energias negativas e a atmosfera remanescente de ações ou experiências negativas do passado.

Se nos encontrarmos em um lugar que precisa de Reiki, vamos sentir que ele começa a fluir de nós naturalmente. Se você está confortável com o que for que esteja sentindo ou experienciando, então mantenha isso até que seja completado. Se não, então apenas saia andando e estabeleça uma intenção para o lugar ou situação do passado, a fim de receber quanto do Reiki ele precisar para o bem maior. Isso será suficiente.

Quando aplicar o Reiki

Curar outras pessoas e lugares é como curar uma parte de nós mesmos. Acelera nosso próprio crescimento pessoal e processo de aprendizado. Se você se sente pronto para aplicar Reiki de forma regular, estabeleça uma intenção para atrair as pessoas que pode ajudar mais. Se as pessoas não o abordarem, então provavelmente não é o momento certo. Talvez você precise passar mais tempo em seu próprio desenvolvimento ou talvez não seja o seu caminho praticar o Reiki regularmente. Tente usar seus talentos e suas habilidades em outras áreas em conjunto com o Reiki. Ele trabalha em harmonia com as nossas vidas quando fazemos o Primeiro Nível. Não precisamos realizar grandes mudanças, já que o Reiki naturalmente vai aflorar o melhor em nós, independentemente de quais sejam nossos interesses. Apenas seja você mesmo!

Não é uma boa ideia oferecer o Reiki, se você acha que as pessoas podem não ser receptivas ou até irônicas. Não seja sigiloso; deixe que as pessoas saibam o que você faz, se isso surgir naturalmente na conversa, e permita que o abordem "se e quando" estiverem prontas para um tratamento. O Reiki é um dom muito raro e precioso, precisamos valorizá-lo e tratá-lo com respeito. O Reiki está aqui para que todos se beneficiem dele; no entanto, assim como guardaríamos algo muito importante para nós em um lugar seguro e apenas o mostraríamos para aqueles que iriam apreciá-lo ou precisar dele, assim o é com o Reiki.

Se você adotar essa atitude quieta e respeitosa, definitivamente vai ganhar uma compreensão e experiência maior da essência do Reiki. É importante também considerar que aqueles que vivem uma vida simples e comum, como membro normal de uma família ou comunidade, são geralmente os que viram os praticantes de Reiki mais profundos e silenciosos. Ser um curador abertamente bem-sucedido, ou ter uma grande sensação de importância própria como um praticante de Reiki, pode criar muitos obstáculos internos e externos para a sua progressão espiritual.

Vislumbrando nossa verdadeira natureza interna

Compreender a sacralidade íntima do Reiki faz parte de se tornar um praticante mais completo. Às vezes, à medida que progredimos, experienciamos uma "proximidade interna" com a origem do Reiki, e nesses momentos percebemos que somos muito pequenos e sabemos muito pouco sobre a essência do Reiki. No entanto, assim como uma gota de chuva é da mesma natureza que o oceano, e eventualmente se torna inseparável deste, percebemos que estamos nos tornando muito mais do que imaginávamos; podemos vislumbrar a nossa verdadeira natureza interna e potencial e a dos outros.

Geralmente existe uma conexão forte entre os problemas que as pessoas trazem para nós, curadores, e nossas próprias questões. Se parecer que estamos atraindo pessoas com problemas similares, é uma indicação de que podemos precisar nos mover adiante nessas áreas também. Não podemos esperar que as outras pessoas mudem para melhor se não estamos preparados para desafiar nossos próprios defeitos!

Não precisamos ser perfeitos, apenas preparados para aprender mais sobre nós mesmos. Nunca devemos nos orgulhar de sermos curadores, ou agirmos de uma forma superior. Isso pode ser uma grande barreira para nossa própria cura e para melhorar nossas técnicas de cura. Se somos honestos sobre nossas fraquezas, sem sermos duros com nós mesmos, e se podemos compartilhar nossos problemas e pedir ajuda quando precisarmos, então nossa habilidade de curar os outros e a nós mesmos irá melhorar.

Curando a distância

Com o Primeiro Nível do Reiki, podemos transmitir o Reiki para quem precisa dele, simplesmente ao visualizá-lo na palma de nossas mãos, ou com nossas mãos na parte do corpo que precisa da cura em particular. Apenas estabeleça uma intenção mental para que aquela pessoa receba quanto de Reiki for necessário. Às vezes, segurar uma foto com o nome dela escrito atrás pode ajudar a criar uma conexão mais forte com o paciente.

Isso também se aplica a situações distantes que sentimos precisar de energia de cura; por exemplo, guerras, desastres ou outros problemas sobre os quais ouvimos ou que vemos nas notícias. Podemos encontrar uma pessoa brevemente ou ver alguém na rua que realmente precisa de ajuda, então novamente podemos transmitir o Reiki da mesma forma (veja a seção "Usando a visualização do Reiki", capítulo 9, página 174).

Entrando na prática profissional

Um conhecimento básico de anatomia, psicologia e doenças comuns pode ser muito útil se você tratar pessoas regularmente. Se pretende praticar profissionalmente, pode ser difícil conseguir um seguro profissional indenizatório, a não ser que você tenha completado um curso de anatomia e fisiologia reconhecido. Grande parte dos colegas com formação superior oferece esses cursos. Se você já é qualificado e pratica uma terapia complementar, simplesmente mande para sua empresa de seguros uma cópia do seu certificado do Primeiro Nível e eles irão estender seu plano para cobrir o Reiki, geralmente sem custos extras.

Também pode ser vantajoso fazer cursos básicos de tratamento a pacientes e especialmente de habilidades de aconselhamento. Existem muitos livros ótimos disponíveis sobre esses e outros assuntos, como o papel de outras terapias complementares, técnicas de autoajuda para melhorar sua saúde, a conexão corpo-mente, e a forma como diferentes culturas percebem a causa e a cura de doenças.

A causa e a cura de doenças

Algumas pessoas nem sempre conseguem o que querem de um tratamento com Reiki, ou o que gostaríamos que recebessem! O Reiki apenas trabalha para o bem maior do praticante e do paciente, o que também se aplica ao resultado do tratamento. A causa de todas as doenças tem como raiz a nossa mente, e nela também está a cura de todas elas. Se a mente não está pronta ou disposta para a mudança, consciente ou inconscientemente, a doença não será curada, ou podemos apenas conseguir um alívio temporário.

Aparentemente, todos possuem o desejo de ser saudáveis; no entanto, poucas pessoas conhecem a si mesmas bem o suficiente para reconhecer que a sua doença é uma expressão de alguma parte da sua própria mente que não deseja ser saudável ou não sabe como ficar bem. Podemos "reeducar" a nós mesmos para ficarmos bem se estamos dispostos a olhar para dentro em busca de respostas, e não entregar a responsabilidade por nossa saúde para as outras pessoas.

O Reiki trabalha em todos os níveis, mas primeiramente em um nível mental e emocional. Não fique surpreso se uma doença física não desaparecer da noite para o dia. O Reiki trabalha para atingir resultados duradouros ao ajudar a pessoa a tratar, curar e liberar as questões que inicialmente causavam o problema. Isso pode acontecer conscientemente ou de forma muito sutil. Às vezes, tudo o que conseguimos fazer é ajudar a pessoa a aprender a aceitar e viver com uma doença grave, dependendo da seriedade e duração do problema. Nunca deveríamos encarar isso como uma falha. Se a qualidade de vida dessa pessoa melhorou, ainda que um pouco, deveríamos ficar felizes com o progresso.

O tempo e a frequência que tratamos alguém dependem de quanto ele precisa e por quanto tempo estamos preparados para tratar. Para uma doença grave, é sugerido que sejam aplicados cinco tratamentos na primeira semana, quatro na segunda, e assim por diante, até chegar a uma vez por semana, ou então até não ter sinais do problema original. Obviamente, isso nem sempre é prático, então uma ou duas vezes por semana, para começar, é suficiente, especialmente porque o Reiki continua trabalhando por muito tempo depois que o tratamento acaba.

Cura mental e emocional

Durante um tratamento, acontecimentos traumáticos do passado ou lembranças muito felizes podem ser revividos por seu paciente como parte do processo de cura. Apesar de parecerem desconexos com a doença que estamos tratando, podem ser muito relevantes. Essas recordações podem aparecer apenas como fotos na mente – quase como assistindo a um filme –, o que facilmente pode ser reconhecido, aceitado e liberado. Muitas vezes não existe razão para analisar ou reviver emocionalmente esses eventos, a não ser que o paciente tenha um desejo muito forte para fazê-lo. Novamente, confie que ele sabe, tanto consciente como subconscientemente, como precisa ficar durante esse tempo. Não há problema em interromper o tratamento antes da hora, se ocorrer um desabafo emocional, e vocês podem passar o restante do tempo apenas conversando, ouvindo e tomando uma xícara de chá!

Tratando crianças e animais com o Reiki

Podemos tratar as crianças da mesma forma que fazemos com os adultos; no entanto, a não ser que estejam doentes, o tempo de concentração delas, e desta forma a capacidade de ficarem deitadas e imóveis por uma hora inteira, pode ser limitado. Então, ou podemos fazer aplicações mais curtas e com mais frequência, ou tratá-las quando estiverem dormindo ou sentadas no colo de seus pais. Aplicar Reiki em um bebê apenas o segurando em seus braços é uma experiência muito especial.

Obviamente, se não conhecemos bem a criança, um responsável ou um dos pais deve estar presente durante o tratamento. Não é uma surpresa perceber que as crianças em geral são naturalmente mais compreensivas e mais intuitivamente sábias em relação à proposta do Reiki; em consequência, essa confiança e abertura muitas vezes trazem resultados mais rápidos.

Se quiser tratar um animal, simplesmente posicione suas mãos sobre ele ou ao redor dele – dependendo do tamanho que tiver! No geral, quanto maior ele for, mais Reiki vai precisar! A maior parte dos animais parece saber quanto vai precisar. Muitas vezes eles aparecem e se encostam em você por um tempo e vão embora quando tiverem acabado. Até podem se posicionar de forma que a parte que desejam tratar esteja embaixo de suas mãos. Também podemos transmitir a cura a distância para os animais.

Se um animal está muito doente, aplique tratamentos regulares e trabalhe começando pela cabeça até o rabo, o Reiki irá aonde for necessário. O Reiki também pode ajudar a aliviar a dor e o estresse. Isso é particularmente importante se um animal estiver morrendo. Uma morte tranquila é um presente especial.

Posições na cabeça para tratar os outros

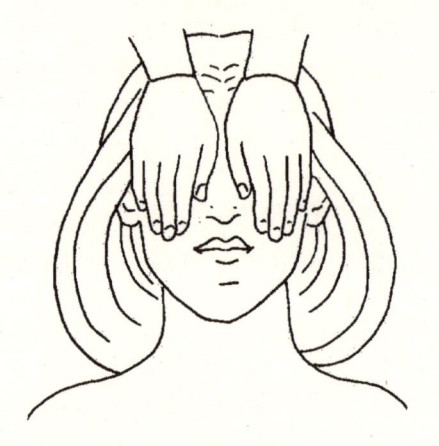

Figura 6.4 – Olhos

Sente-se atrás da cabeça do seu paciente pelas primeiras quatro posições. Posicione suas mãos juntas sobre o rosto ou apenas o toque, de forma que suas palmas fiquem em cima dos olhos do seu paciente, mas sem restringir a respiração pelo nariz.

Figura 6.5 – Têmporas

Gentilmente, mova suas mãos para os lados da cabeça, de forma que suas palmas estejam em cima das têmporas e os polegares toquem o centro da testa. De forma alternativa, posicione suas palmas em cima dos ouvidos e mantenha seus dedos unidos.

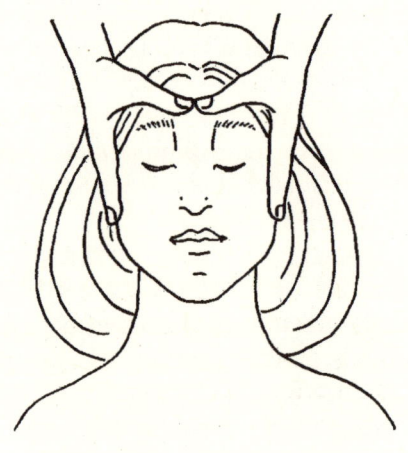

Figura 6.6 – Base do Crânio

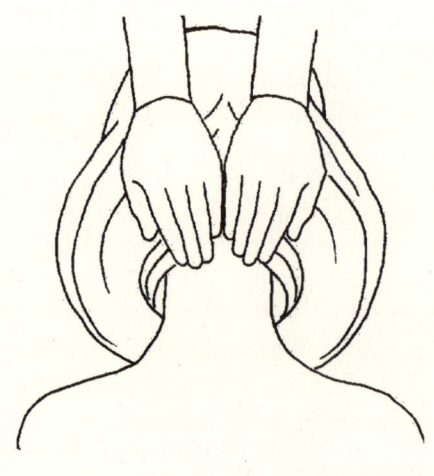

Lentamente, mova a cabeça do seu paciente para um lado, de forma que uma mão esteja suportando o peso da cabeça enquanto você posiciona sua outra mão na base do crânio. Gentilmente, passe o peso da cabeça para a mão já posicionada e coloque sua mão livre também na base do crânio, de forma que a cabeça fique firme e reta.

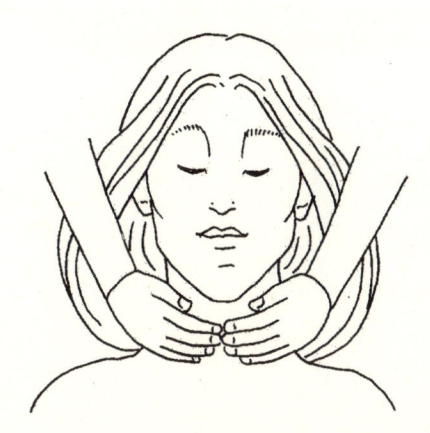

Figura 6.7 – Pescoço e Garganta

Reverta o procedimento anterior para remover as mãos da figura 6.6. Coloque as suas mãos ao redor de cada lado do pescoço, de forma que seus dedos toquem o centro da garganta. Suas mãos devem tocar gentilmente o pescoço e a garganta ou apenas ficar próximas a eles.

Posições frontais para tratar os outros

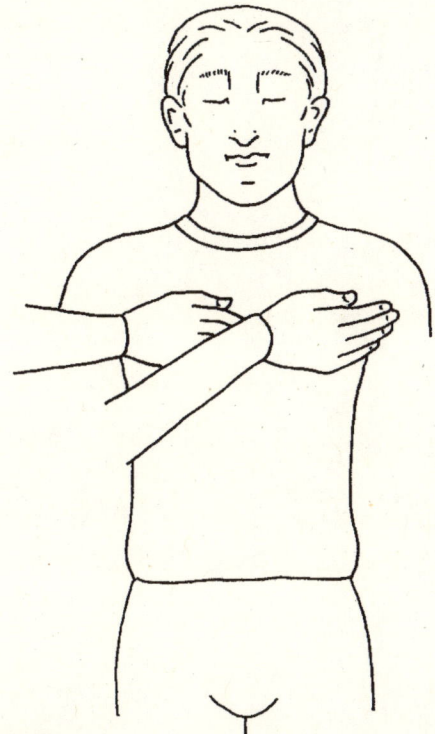

Figura 6.8 – Coração

Levante-se e vá para um dos lados do paciente, enquanto ainda mantém um contato com o corpo. Posicione suas mãos uma na frente da outra sobre a região do coração, de forma que as pontas dos dedos da mão mais próxima toquem a base da outra palma no centro do corpo.

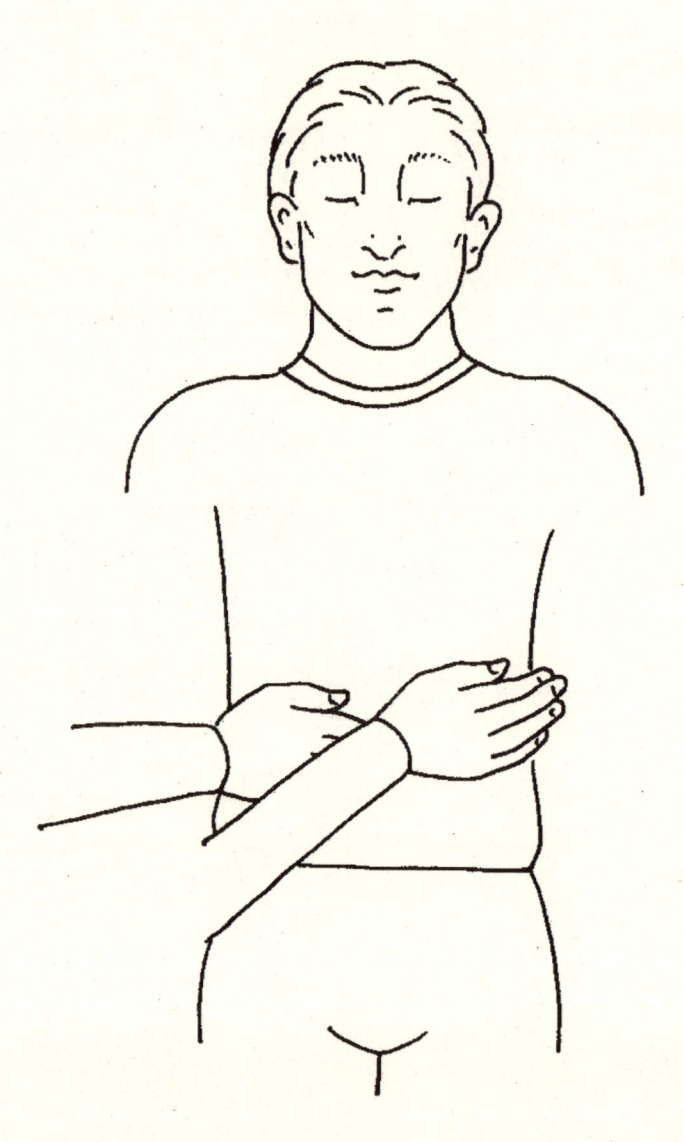

Figura 6.9 – Plexo Solar

Mova suas mãos descendo até a região do plexo solar, logo abaixo do centro do esterno. Se estiver tratando uma mulher, cuidado para não tocar seus seios, quando for trocar a posição.

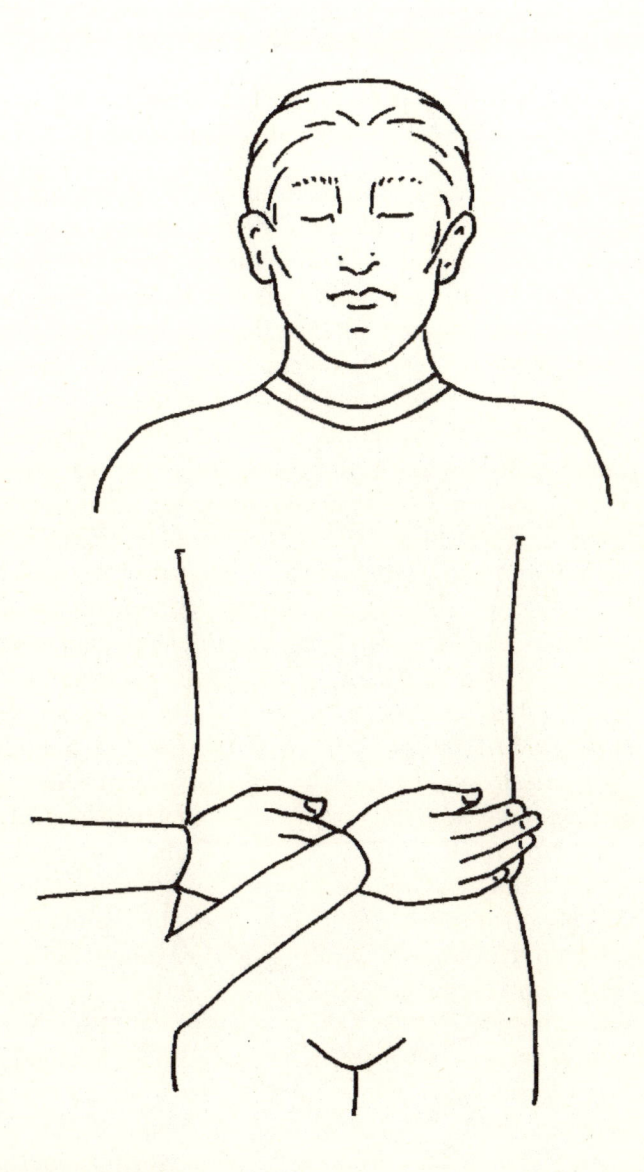

Figura 6.10 – Umbigo
Deslize suas mãos para o nível logo abaixo do umbigo.

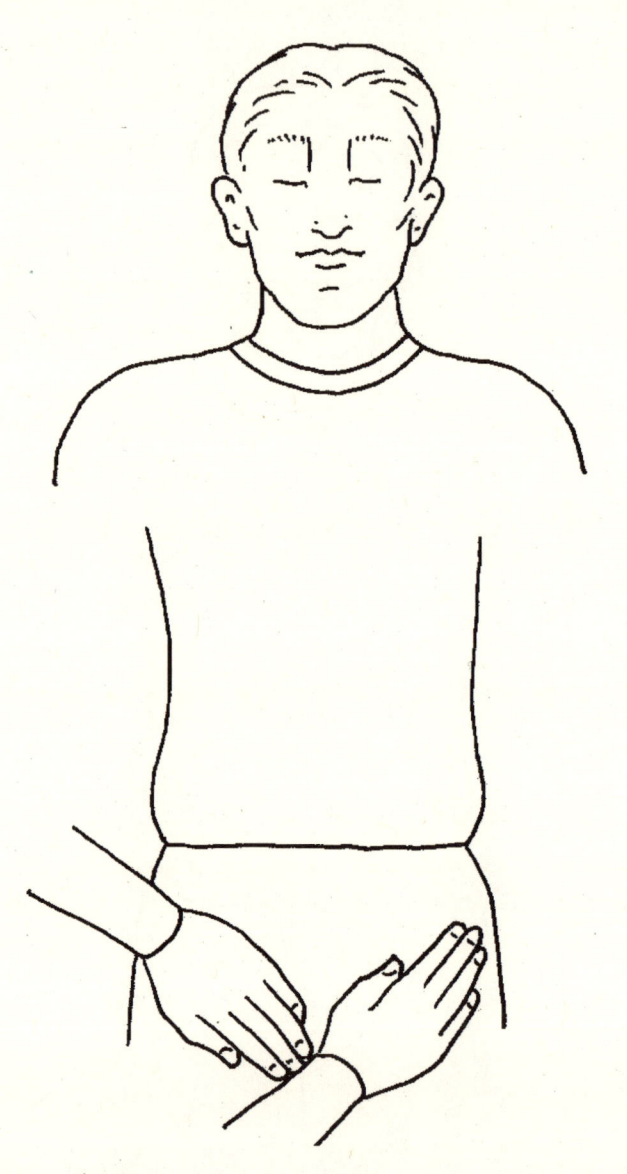

Figura 6.11 – Virilha

Levante as mãos do corpo nesta posição, a não ser que esteja tratando alguém que conhece bem, e as posicione de maneira que formem um V na região da virilha.

Passe uns minutos aplicando Reiki nos joelhos e pés antes de pedir ao paciente para ficar de bruços.

Posições nas costas para tratar os outros

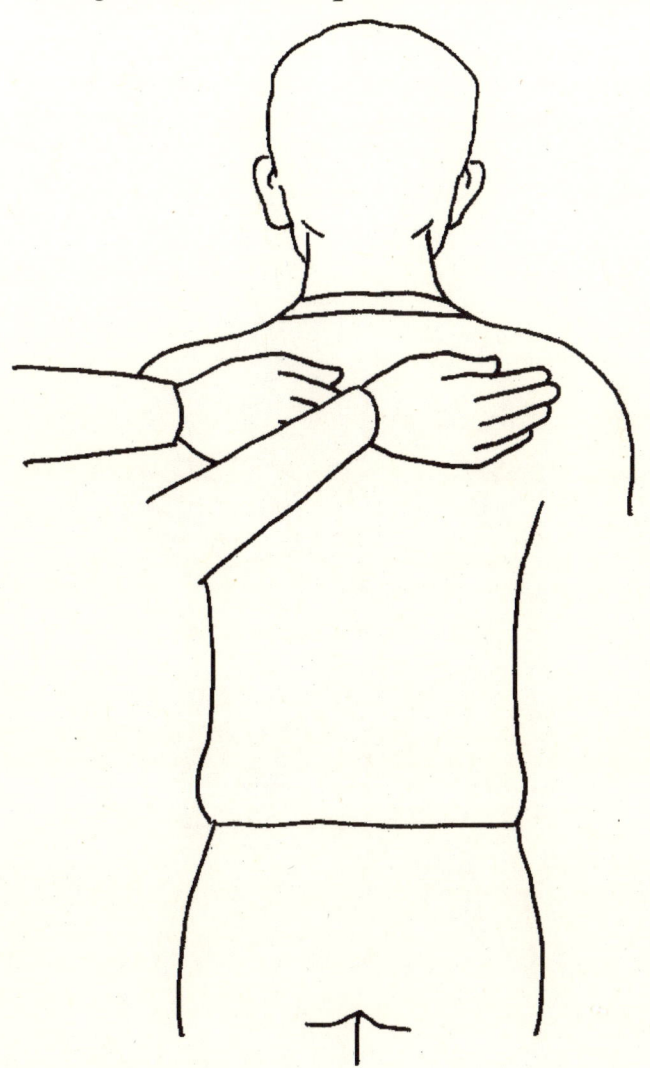

Figura 6.12 – Topo dos Ombros

Tente manter algum contato com o corpo enquanto o paciente está virando e, quando ele estiver acomodado, leve as mãos para o topo dos ombros de forma que estejam alinhadas. Como alternativa, você pode fazer esta posição mais embaixo, na linha do coração.

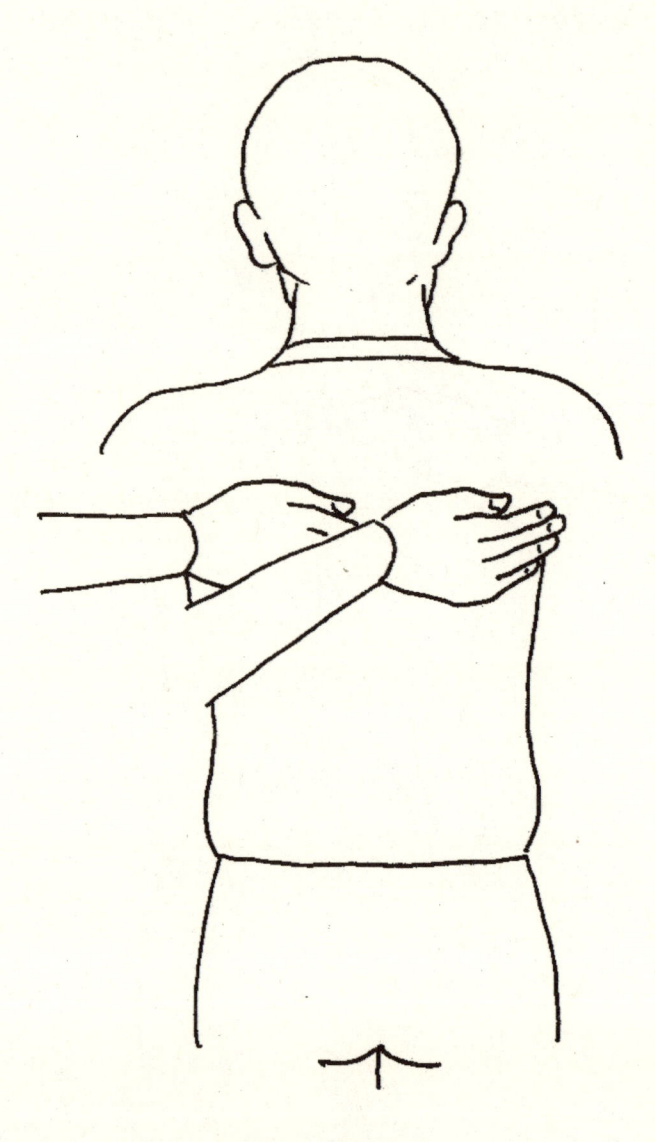

Figura 6.13 – Escápulas ou Mais Embaixo

Esta posição é correspondente à área do plexo solar, mais ou menos no meio das costas.

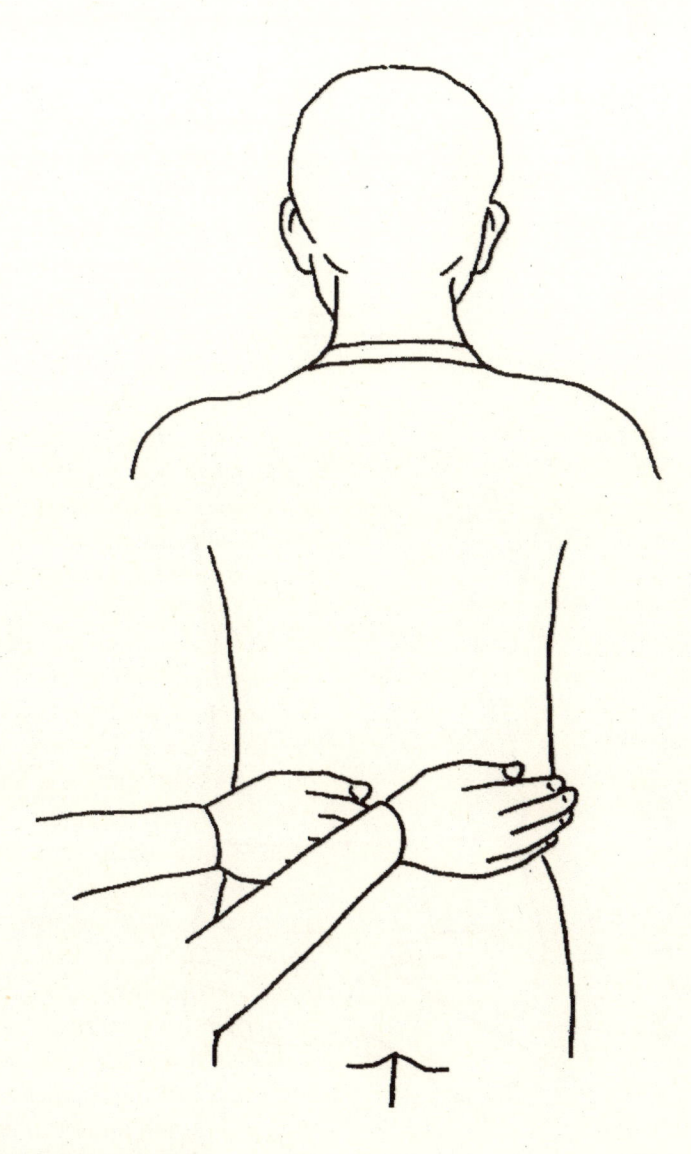

Figura 6.14 – Cintura

    Esta posição deve estar no nível do umbigo ou logo abaixo dele, por volta da linha da cintura.

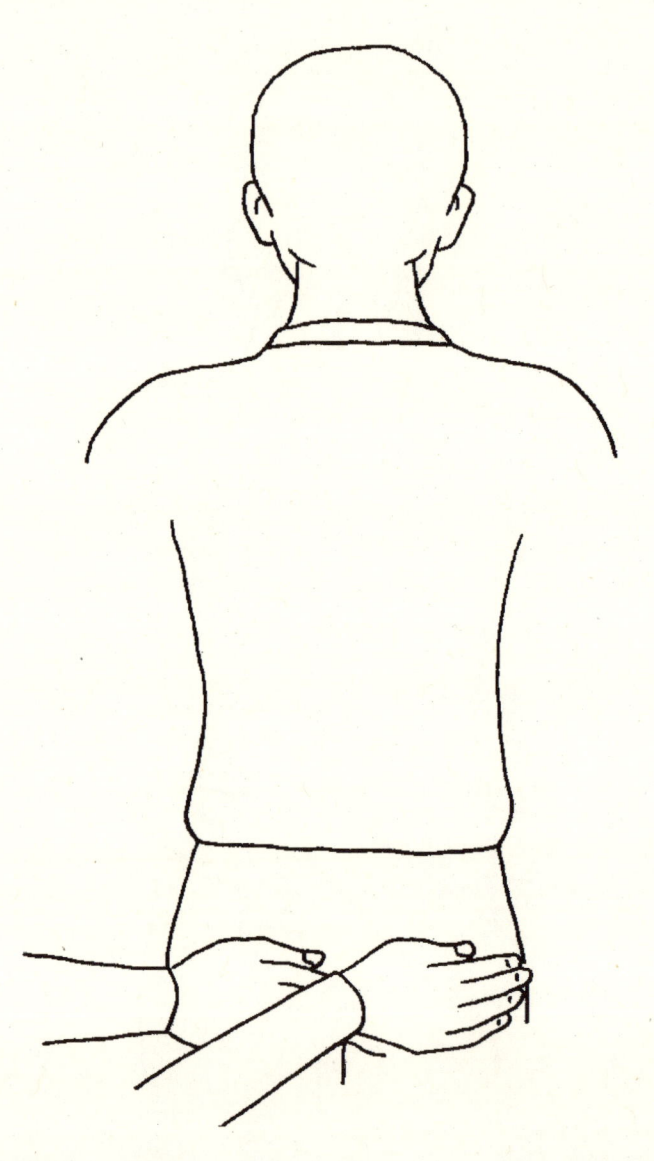

Figura 6.15 – Cóccix

Deslize suas mãos para baixo, de forma que fiquem no nível do fim da coluna. Apenas toque essa área se você está tratando alguém que conhece muito bem.

Para terminar o tratamento, passe alguns minutos aplicando Reiki nos joelhos e pés do paciente.

Os Cinco Princípios

O Reiki não apenas cura doenças, mas também amplifica habilidades inatas, equilibra o espírito, faz o corpo ficar saudável e principalmente nos ajuda a alcançar a felicidade. Para ensinar isso aos outros, você deve seguir os cinco princípios do imperador Meiji e contemplá-los em seu coração. Eles devem ser ditos diariamente, uma vez na manhã e outra à noite:

Não fique com raiva hoje
Não fique preocupado hoje
Seja grato hoje
Trabalhe duro hoje (prática espiritual)
Seja gentil com os outros hoje

O objetivo final é compreender o antigo método secreto para atingir a felicidade (Reiki) e, assim, descobrir uma cura completa para muitas doenças. Se esses princípios forem seguidos, você alcançará a grande mente tranquila dos antigos sábios.

Para começar a espalhar o sistema do Reiki, é importante iniciar por um lugar próximo a você, como você mesmo. Não comece por algo tão abstrato ou distante, como a filosofia ou a lógica. Sente-se e fique sem se mover, em silêncio, todas as manhãs e todas as noites, com suas mãos posicionadas em "Gassho" ou "Namastê", também conhecida como a posição da reza. Siga os grandes princípios, esteja em harmonia e quieto. Trabalhe no seu coração e faça coisas no espaço silencioso dentro de você. Qualquer pessoa pode acessar o Reiki, porque ele começa dentro de você!

Uma espiral ascendente

Para nos ajudar a aproveitar o Reiki ao máximo, podemos usar os Cinco Princípios do Reiki como um guia para uma prática pessoal mais envolvente e mais responsável. Como explicado no capítulo 1, o Reiki pode melhorar a qualidade da nossa mente, ajudando-nos a sermos mais positivos e criativos em tudo que fazemos. Sabemos que o Reiki atua nisso ao purificar e melhorar a qualidade das nossas Energias da Força Vital Internas, que, por sua vez, vão ter um efeito correspondente em nossos pensamentos e nossas emoções, e na forma como experienciamos e percebemos o mundo ao nosso redor. Uma boa representação simbólica desse relacionamento interdependente e mutuamente apoiador, entre a consciência e a energia interna, pode ser o símbolo chinês yin-yang ou a corrente espiral dupla em um filamento de DNA.

Podemos encorajar esse processo de limpeza interna ao buscar intencionalmente a criação de uma perspectiva saudável e positiva praticando os Cinco Princípios do Reiki. Intenções constantes para desenvolver boas atitudes seguidas de ações positivas do corpo, da fala e da mente irão realmente criar energias internas limpas, fortes e saudáveis. Isso permite que você carregue um nível maior de Reiki, que, por sua vez, aprofunda o processo de limpeza e consequentemente melhora e apoia nossas intenções mentais positivas. Também podemos ver esse processo como um relacionamento de duas mãos, mediado por nossas energias internas. Nossas boas intenções e a presença do Reiki criam uma espiral ascendente mutuamente apoiadora que vai em direção à saúde interna e externa e ao bem-estar.

Reiki Padrão
*(Aumenta a qualidade da energia interna
– cria perspectiva positiva)*
+
Perspectiva Positiva
*(Aumenta a qualidade da energia interna
– melhora o nível do Reiki)*
=
Bem-estar da Saúde
(Espiral ascendente contínua e positiva)

A sabedoria pura dos princípios

A importância dos princípios do Reiki é enfatizada na lápide de dr. Usui. O imperador Meiji do Japão originalmente idealizou os princípios como um guia fácil de ser lembrado para desenvolver e sustentar uma perspectiva relaxada, tranquila e positiva – basicamente como viver uma vida significativa e plena. Um estado de consciência realmente positivo é aquele que traz felicidade duradoura para nós e para os outros. Se realmente abraçarmos esses princípios como parte da nossa prática do Reiki, a sabedoria, a compaixão e o poder interno deles poderão nos guiar e apoiar não só durante o uso do Reiki, mas em todos os outros aspectos da nossa vida diária.

Os princípios do Reiki são sabedoria pura. Cada um carrega uma energia especial ou essência. Talvez dr. Usui os ensinou para nos ajudar a compreender a importância de assumir a responsabilidade por nossas próprias atitudes e nos auxiliar a perceber nosso próprio valor e potencial ao utilizar o Reiki para o bem maior.

Se usarmos o Reiki de acordo com os cinco princípios, nossa motivação vai naturalmente ser correta e os resultados de nossas ações serão sempre para o bem maior. Se adotarmos os princípios, viveremos de acordo com a intenção maior do Reiki: beneficiar todos os seres vivos. Todas as nossas intenções do Reiki serão alcançadas de forma mais rápida e fácil, e todos os nossos pensamentos e ações irão, com o tempo, se tornar uma expressão pura e natural das nossas boas intenções.

Apesar de os princípios parecerem simples, eles contêm os ensinamentos essenciais de todas as principais tradições espirituais. Se usarmos o Reiki regularmente, com um desejo genuíno de aprender mais sobre nós mesmos e beneficiar os outros, essas realizações acontecerão de forma natural.

As Cinco Intenções do Reiki

Se achar que a sua saúde (ou outros problemas) não estão melhorando, e você está autoaplicando tratamentos de Reiki regulares em si mesmo, precisará de um pouco de espaço e "momento de silêncio" para encontrar uma solução. Ao usar os Cinco Princípios do Reiki, você pode identificar as qualidades de que precisa para superar as dificuldades que está enfrentando. Isso pode ser bastante desafiador, mas também muito recompensador. Se você continuar a construir seu sucesso, essas qualidades positivas podem ser um verdadeiro refúgio quando estiver encarando futuros desafios.

Uma vez que identificamos os princípios que são mais aplicáveis à nossa situação, podemos transformar os Cinco Princípios do Reiki nas Cinco Intenções do Reiki:

> *Hoje estou em paz.*
> *Hoje estou relaxado.*
> *Hoje estou grato.*
> *Hoje eu trabalho duro (prática meditativa/espiritual)*
> *Hoje sou gentil com os outros.*

Use as Cinco Intenções do Reiki para questões com as quais está tendo de lidar, da mesma forma que você iria estabelecer e usar uma intenção normal do Reiki. Se você quer criar uma intenção em especial, ajuda se meditar sobre isso diariamente (como será explicado mais adiante no capítulo 9, página 182). Além disso, use as cinco intenções como "linhas impulsionadoras". Quando de repente está diante de uma situação difícil que desafia sua paciência, lembre-se da intenção: "Apenas por hoje, estou em paz". Se você estabeleceu essa intenção e se familiarizou com ela durante meditações regulares ou sessões de Reiki, então simplesmente se lembrar dela já o ajudará a se manter calmo, em paz e relaxado.

O vento do Reiki

Cada princípio está aberto a interpretações pessoais, então, quando olhamos para eles, temos de ser sinceros sobre nossas forças e fraquezas. Os princípios não estão aí para nos conter ou restringir; na verdade, o oposto é o certo. Ao seguir esses guias, desenvolvemos uma paz interior e contentamento crescentes, e nos tornamos capazes de lidar com os problemas de forma positiva. Ao experienciar a essência desses princípios, vivemos em harmonia com o bem maior, e isso aumenta nossa habilidade de se beneficiar com o Reiki.

Se permitirmos que o Reiki toque nossas vidas dessa forma, podemos começar a espiral ascendente em direção à saúde e ao bem-estar. Como um pássaro, podemos aprender a usar o vento do Reiki para nos elevar e ajudar a deslizar sem esforços até nosso destino, metaforicamente falando! Apesar de existirem escrituras antigas budistas e védicas que falam de épocas antigas e mais abertas espiritualmente, quando não era muito incomum para yogis avançados com energias internas muito puras fisicamente voarem quando precisavam viajar. De fato, existem alguns registros sobre místicos ou santos cristãos famosos realmente flutuando acima do chão enquanto rezavam. Isso mostra uma conexão clara entre oração sincera e meditação, nossas energias internas e o desenvolvimento de consciência espiritual.

Aplicar os Cinco Princípios ou Intenções do Reiki em conjunto com tratamentos regulares de Reiki em nós mesmos e nos outros pode nos ajudar a aumentar nossa sabedoria, compaixão e força interna. Ao tentar desenvolver essas três qualidades raras e preciosas, estaremos naturalmente vivendo de acordo com o bem maior, a expansão da felicidade para todos.

A felicidade é apenas um estado de consciência. Com cada princípio, é pedido que nos desfaçamos de um estado de consciência negativo específico que seja infeliz e cultivemos felicidade em seu lugar. A mensagem geral é bem simples:

*Abandone a infelicidade,
Desenvolva a felicidade.*

Desenvolvendo concentração mental

A chave para a felicidade duradoura é nos libertarmos de hábitos negativos e aprendermos a desenvolver pensamentos e sentimentos genuinamente positivos sobre nós mesmos, nossas circunstâncias e os outros. É preciso muita prática para desenvolver a concentração mental do dia a dia, para reconhecer nossos pensamentos, em vez de nos deixarmos levar na corrente infinita de preocupações, distrações e emoções. Parar e analisar nossos pensamentos com a prática da concentração mental, da meditação e do Reiki todos os dias são os primeiros passos para uma liberdade verdadeira.

A concentração mental, até certo ponto, desenvolve-se sem esforços pelo autotratamento regular. Nossas energias internas se tornam mais consistentemente claras e estáveis; como consequência, os estados de consciência que "navegam" por essas energias se tornam mais puros e positivos. Nós nos tornamos mais conscientes e menos egocêntricos. Apesar de esse processo ser bem natural e gradual, podemos acelerar nosso processo ao desenvolver a concentração mental. O espaço e a paz que isso cria na mente são a base na qual podemos construir a felicidade duradoura, ao aprender a desenvolver nossas fontes internas de sabedoria, nossa compaixão e força interna, confiando nelas. Se estamos falando sério sobre o desejo de encontrar uma solução duradoura para os problemas da vida, aqui está uma oportunidade! Se quisermos estudar e praticar esse caminho para a completude, precisamos consultar alguém que o conheça bem e o ensine com clareza e simplicidade (veja o apêndice 1).

Pensamentos sobre os Cinco Princípios/Intenções do Reiki

É útil você fazer anotações sobre como perceber o significado de cada princípio. Mantenha um diário, atualize-o regularmente e sempre faça consultas. Isso aprofunda e esclarece sua percepção, acompanha seu progresso e evidencia possíveis áreas para melhorias.

Como você se relaciona com cada princípio e o que eles lhe comunicam? Quais são particularmente desafiadores e quais situações ou pessoas em particular aparecem na sua cabeça com esses princípios? A meditação regular sobre um princípio específico e o autotratamento com a intenção do Reiki apropriada são as melhores maneiras de desenvolver as qualidades que precisamos para transformar nossas questões pessoais (veja as Meditações sobre os Cinco Princípios do Reiki, capítulo 9, páginas 182-185). Aqui seguem alguns pensamentos e ideias sobre cada um dos princípios que podem ser úteis. Cada um dos princípios originais do Reiki é seguido de uma versão moderna ocidental em parênteses, e a intenção do Reiki apropriada, em itálico.

Não fique com raiva hoje
(Apenas por hoje, não sinta raiva)
Intenção do Reiki: *Hoje estou em paz*

Qual é o antídoto para a raiva? Simplesmente paciência. É fácil ver a paciência meramente como um estado de consciência desconfortável do tipo "cerre seus dentes e aguente"; no entanto, a mente verdadeiramente paciente é capaz de aceitar circunstâncias difíceis enquanto se mantém tranquila e feliz. Dependendo de suas circunstâncias, isso pode não parecer fácil, especialmente porque muitas vezes nos sentimos justificados em nosso julgamento das ações "erradas" dos outros.

Não importa quão justificados nos sentimos, se formos ver, a raiva ou irritação é uma mente *desconfortável*. Se fomos magoados por alguém, por que nos machucamos mais ainda por sentir a dor da *raiva*? Nós temos uma escolha. Com certeza o senso comum nos diz para desenvolver o estado de consciência que ajude a curar a ferida mais facilmente. Se você queimar sua mão, imediatamente a coloca embaixo da água *gelada*, não *quente*! Desenvolver a raiva causará apenas mais conflito. A paciência e a compreensão podem ativamente *dissipar* a confrontação e estimular um acordo.

Paciência não significa que deveríamos *suprimir* a raiva. Isso apenas leva ao ressentimento, amargura e doenças físicas relacionadas no futuro. Paciência e perdão são o *caminho do meio* para a cura entre os extremos da supressão ou o estímulo da raiva e outras emoções fortes e negativas. A prática da paciência é um processo de transformação profundo. Cria uma mente tranquila e estável, e permite que nos libertemos da negatividade à medida que ela vai surgindo na mente, sem que fiquemos perdidos entre emoções e pensamentos semelhantes. A paciência também nos dá o espaço e clareza mental para julgar nossas respostas a situações desafiadoras com sabedoria, justiça e honestidade.

Praticar a paciência significa estar disposto a aceitar e transformar os incômodos ou dificuldades do dia a dia no caminho à felicidade pessoal e ao contentamento interno. Uma vez entrando nesse caminho, estaremos mais aptos para ajudar o próximo. Normalmente evitaríamos qualquer tipo de irritação, mas, com uma determinação suave e constante, podemos usar essas oportunidades para aprender a gradualmente relaxar, aceitar e eventualmente dar boas-vindas à chance de praticar o desenvolvimento de uma mente tranquila em situações de "testes". Além disso, podemos purificar rápida e diretamente o carma negativo (resultado das nossas atitudes negativas anteriores) que está causando o surgimento das circunstâncias desagradáveis e nos lembrando de que isso pode nos ajudar a manter uma paciência tranquila!

A raiva é a força mais danosa e destrutiva já conhecida pelos humanos. Devemos ser vigilantes e nunca nos deixarmos ser controlados por ela. Quando estamos sob a influência da raiva, facilmente perdemos o controle de nossos pensamentos e nossas ações; dizemos e fazemos coisas das quais vamos nos arrepender mais tarde. Assim como um incêndio em uma floresta começa de uma pequena faísca, a raiva violenta pode facilmente ser desenvolvida em uma mente que rapidamente se torna frustrada ou impaciente com pequenos problemas.

A raiva nos coloca em encrencas e o orgulho nos mantém lá! A raiva é nossa pior inimiga. Deveríamos apenas ficar com raiva *da* nossa raiva.

Não fique preocupado hoje
(Apenas por hoje, não se preocupe)

Intenção do Reiki: *Hoje estou relaxado*

Ficar preocupado já resolveu algum problema? Muito da nossa vida é preenchido por preocupações: pequenas preocupações do dia a dia e as mais profundas ansiedades duradouras sobre saúde, carreira e relacionamentos. Muitas pessoas tiveram situações difíceis na vida e são marcadas pela dor ou culpa. Mas muitos desses problemas estão para além do nosso controle imediato. O futuro é incerto e eventos raramente acontecem como esperamos. Muito da nossa atenção e energia é perdido por carregarmos o *peso* do passado e nos preocuparmos com o "talvez" do futuro – tanto que perdemos o *presente*!

Ao aprender a aceitar as coisas que aconteceram conosco, por mais dolorosas, podemos nos libertar do passado. Ficando contentes com a nossa vida como é, evitamos o anseio e o descontentamento no presente, e a ansiedade pelo futuro. Esses pensamentos simples criam uma noção de paz e liberdade da mente, e – se sentidos profundamente – permitem que relaxemos e aproveitemos a vida completamente. Um professor budista certa vez disse: "Eu não acho que é possível estar relaxado demais, desde que preguiça não seja considerada relaxamento!". Quanto mais relaxados e contentes estivermos, mais próximos estamos da nossa verdadeira natureza – na qual nem o menor "estresse" existe.

Você pode se perguntar se é necessário se preocupar com os problemas dos outros. Isso realmente os *ajuda*? Ou, de fato, em um nível sutil, isso realmente reduz a habilidade de eles *ajudarem a si mesmos*? Ter confiança genuína na habilidade dos outros para superar adversidades é mais benéfico que se preocupar. Claro que podemos ficar profundamente preocupados com o bem-estar dos outros, e isso nos motivará a ajudar da forma que pudermos. O cuidado é um estado de consciência benéfico, levando a atitudes auxiliadoras. A preocupação apenas nos leva a ciclos negativos e desgastantes.

Cultivando a compaixão

O que é a compaixão? De uma perspectiva budista, a compaixão é o desejo de aliviar o sofrimento dos outros, protegê-los de sofrimentos futuros da forma mais sábia possível e agir por esse desejo. Esse desejo básico é a nossa natureza de Buda e é a fonte de muitas realizações espirituais. A compaixão é uma ação sábia do corpo, da fala e da mente que surge da empatia ou compreensão do problema dos outros. É um estado de consciência muito fortalecedor, ativo, intencional e profundamente preenchedor – muito longe da preocupação! Na verdade, podemos ver a compaixão como o oposto ou antídoto da preocupação.

A preocupação é uma mente desconfortável, egoísta e introspectiva, que restringe o fluxo livre da energia da força vital saudável, trazendo mais problemas para o futuro. A compaixão, por outro lado, é uma mente ampla, expansiva, feliz, generosa e profundamente tranquila que cria um fluxo de energia positiva sem limites e sem esforço. Se tentarmos aumentar nossa compaixão gradual e regularmente, ao contemplar as dificuldades e os perigos em potencial que todos os seres vivos encaram, e então resolvermos firmemente ajudar os outros da forma que conseguirmos, eventualmente seremos capazes de libertar e proteger diretamente os outros do sofrimento. Esse é o poder da compaixão e a natureza do Reiki.

Seja grato hoje
(Mostre gratidão por todos os seres vivos)

Intenção do Reiki: *Hoje estou grato*

Cada pessoa vê o mundo externo sob uma luz diferente. Nosso ambiente parece mudar dependendo do nosso estado de consciência. Se temos uma mente raivosa por algum motivo, não importa quão lindo nosso ambiente seja, ou quão gentis as pessoas sejam conosco, ficaremos infelizes. No entanto, se temos uma mente de gratidão, então o mundo parecerá um lugar mais fácil de viver, mesmo que nossas circunstâncias se mostrem difíceis. Claro que nosso mundo externo não mudou, mas nossa mente sim. Compreender isso é a chave para a felicidade duradoura.

Desenvolver um sentimento de gratidão em relação aos outros e ao mundo em que se vive é como desenvolver um verdadeiro tesouro em sua própria mente. Isso a mantém "leve" e positiva, e evita a depressão e a prostração, se sua situação externa ficar difícil. Um "problema" é apenas um conjunto de circunstâncias desafiadoras vistas por uma mente negativa. Se reduzirmos nossa habilidade de nos tornar negativos ao aumentar nosso senso de gratidão, diminuímos nossos problemas! A gratidão é uma mente de "generosidade". Quando apreciamos e valorizamos a nós mesmos e a nossa vida, amamos e apreciamos os outros.

Contar nossas bênçãos em vez de meditar sobre nossos problemas desenvolve contentamento. Familiarizar nossas mentes com contentamento ajuda a nos manter relaxados e em paz com nós mesmos em meio às mudanças de sorte na vida. Praticar o contentamento, na verdade, corta muitos dos nossos problemas diários pela raiz. O contentamento é o antídoto para a nossa necessidade pelas coisas que estamos apegados para trazer felicidade e tentar evitar as coisas de que não gostamos. Esse é um caminho do meio silencioso, mas muito poderoso e sábio para a felicidade interna.

Trabalhe duro hoje – prática espiritual
(Ganhe sua vida honestamente)

Intenção do Reiki: *Hoje eu trabalho duro*

A prática espiritual essencial a todas as religiões é o desenvolvimento da compaixão. Não há nada mais positivamente poderoso do que a compaixão guiada pela sabedoria. Uma mente sábia compreende que, para preencher nossas esperanças compassivas pelo bem-estar dos outros, precisamos perceber nosso próprio potencial máximo como um ser espiritual. Se nosso desejo é forte o suficiente e temos condições, métodos, instruções e orientações certas, podemos atingir isso dentro do tempo de uma vida. Dizem que é mais fácil atingir a iluminação completa em um tempo de vida humano do que conseguir outra reencarnação humana! Não existe dúvida de que atualmente possuímos uma oportunidade muito rara e especial.

Então, esse princípio está, basicamente, enfatizando o valor da vida e pedindo que avaliemos nossas prioridades antes que seja tarde demais. Não sabemos quanto tempo ainda temos de vida pela frente; muitos jovens morrem antes de seus pais. Nós raramente pensamos sobre a morte como uma possibilidade diária ou reconhecemos isso. Até mesmo no dia em que morrermos, provavelmente não vamos pensar: "Pode ser que eu morra hoje, como posso aproveitar ao máximo o tempo que ainda me resta?". Então, não existe dúvida de que somos muito complacentes em relação à morte, pois sempre pensamos que iremos estar aqui amanhã, mas muitos não estarão. Tudo o que realmente temos é o hoje; devemos lembrar disso todas as manhãs, se acordarmos! Talvez seja por isso que todos os Princípios do Reiki terminam com a palavra hoje; a percepção da morte como uma possibilidade diária realmente concentra a mente e nos ajuda a enxergar claramente a importância de agir agora para mudar para melhor e usar nossa vida sabiamente. Acorde, agarre o valor da vida antes que a morte o tenha em suas garras. Então, quando a morte vier, você estará contente e bem preparado.

Talvez ignoremos a morte porque ela nos faz sentir desconfortáveis ou assustados, mas, se não estivermos preparados de alguma forma, será um grande choque e uma experiência muito estressante. Então, no momento da morte, iremos nos sentir perdidos e sozinhos, ou não saberemos o que fazer ou a quem recorrer. Termos uma prática espiritual sincera diariamente, aproveitarmos a vida ao máximo e nos refugiarmos em um relacionamento honesto com Deus, Buda, Alá ou nossa própria natureza superior, ou qualquer que seja a forma com a qual percebemos o bem maior, é a melhor maneira de levarmos uma vida significativa e nos prepararmos para a morte e a nossa próxima vida. Dr. Usui sabia a importância disso e deve ter ensinado aos seus alunos como uma parte integral da prática do Reiki.

A versão ocidental desse princípio, "Ganhe sua vida honestamente", parece simples em relação a ele. A maior parte das pessoas parece ganhar suas vidas "honestamente", mas, se olharmos por outra perspectiva, podemos ver que muitas delas frequentemente faltam com honestidade em relação a si mesmas e aos outros.

Dr. Usui percebeu que uma das razões pelas quais seu trabalho inicial com o Reiki foi apenas parcialmente malsucedido foi a falta de esforço ou apenas uma intenção fraca da parte de seus estudantes para ajudar a si mesmos. Preguiça ou não carregar nosso próprio peso na sociedade, na nossa família ou em nossos relacionamentos é desgastante para os outros e autodestrutivo no fim das contas. Precisamos de honestidade e clareza para enxergar essa forma de egoísmo sutil. Ganhar sua vida honestamente e vivê-la com integridade e justiça é um ato de generosidade, especialmente se essa é a nossa intenção consciente. Faça essa simples pergunta a si mesmo: "Eu sou um doador ou um tomador?". Um doador também é capaz de "receber" dos outros quando necessário, em vez de "tomar". Receber pode ser um ato de doar, se a nossa motivação é o benefício dos outros.

No ganho da nossa vida ou em qualquer outro aspecto dela, se nos esforçamos para seguir nosso coração e não nossa coroa, então estamos vivendo honesta e justamente. Essa pode não ser a rota mais "segura" e inicialmente podemos não conseguir o apoio dos outros. No entanto, se é o nosso caminho verdadeiro, então muitas pessoas se beneficiarão da nossa coragem e honestidade. Vamos naturalmente atrair as condições certas para esse caminho progredir de forma bem-sucedida, e, porque gostamos do que estamos fazendo, os esforços para progredir não parecerão um trabalho duro.

Viver nossas vidas honestamente, e sem enganações, é um caminho para a verdade. Ser aberto e honesto sobre nossas fraquezas ajuda a nos tornarmos mais fortes. Quando, por meio da honestidade, começamos a conhecer a nossa própria mente, então nos tornamos mais capazes de ajudar os outros a conseguir os mesmos benefícios para eles mesmos. As qualidades da honestidade, o aumento da autopercepção e o desejo de ajudar os outros formam as bases em direção à sabedoria completa. Experienciar essas percepções irá naturalmente trazer paz e felicidade duradouras, e permite que compartilhemos paz e felicidade com os outros.

Seja gentil com os outros hoje
(Honre seus pais, seus professores e os idosos)

Intenção do Reiki: *Hoje sou gentil com os outros*

O Budismo ensina que todas as coisas boas que experienciamos na vida são o resultado dos nossos pensamentos, palavras e ações sábias e boas em relação aos outros nas nossas vidas passadas. Todas as nossas experiências negativas, até mesmo a menor das menores irritações, são o resultado das nossas ações insensatas, negativas e egoístas. Você pode perceber quão importante esse princípio é. Se colocarmos o bem-estar dos outros no topo da nossa lista de prioridades, assim como aproveitarmos a sensação curta de preenchimento que isso traz, podemos ter certeza de que nossa bondade irá voltar para nós como uma experiência boa similar a essa no futuro. Então, vamos começar a achar mais fácil desenvolver mentes positivas, compassivas e sábias. Se tendemos a colocar nosso próprio bem-estar antes, iremos encontrar muitos problemas internos e externos no futuro. É claro, ser gentil com os outros não significa que deveríamos ser rudes com nós mesmos! Sentimentos de culpa, inutilidade e autopiedade são tão danosos quanto pensamentos e ações negativos em relação aos outros.

Se a sua atenção é regular e consistentemente direcionada a ajudar os outros, você gradualmente reduz sua sensação de autoimportância, de "eu" ou ego. Isso naturalmente faz com que se sinta mais relaxado, contente, em paz e feliz. Hawayo Takata uma vez disse: "Sem o eu – assim você encontrará saúde, felicidade e segurança". Isso pode parecer estranho a princípio, podemos pensar; certamente, se eu reduzir minha noção de eu ou se existir o não eu, então como posso ser feliz?!

Para realmente compreender essa visão aparentemente conflituosa, precisamos meditar e estudar os ensinamentos autênticos que o Buda passou sobre esse método especial para encontrar felicidade duradoura. Mas, brevemente, podemos pensar desta forma: A mente ou a consciência não possui um eu, nenhuma noção de identidade, nenhum eu real. A verdadeira natureza da mente é simplesmente percepção, cognição ou conhecimento puro. A noção de eu que experienciamos quando pensamos ou sentimos não possui uma base real na existência, é simplesmente um forte hábito do pensamento e sentimento conceitual que levamos conosco e desenvolvemos de uma vida para outra. Podemos ver essa miragem do eu mais claramente quando estamos envergonhados, irritados, constrangidos, eufóricos ou extasiados.

No entanto, se tentarmos mesmo procurar o eu ou o "verdadeiro eu" pela meditação, não iremos encontrá-lo! Ele não está no corpo ou na mente e obviamente em nenhum outro lugar. Além disso, se pudermos observar, experimentar ou testemunhar nosso eu óbvio, talvez, quando estivermos envergonhados ou com ciúmes, como isso pode ser nós, o observador? Nesse momento, é como qualquer outro objeto externo que a nossa mente compreende e, como explicado anteriormente, todos os objetos externos, como todos os fenômenos, não importa quão real eles pareçam, são apenas projeções da mente, como em um sonho.

Todas as nossas ações e reações egoístas e negativas são motivadas pela necessidade de proteger ou satisfazer nossa forte noção de eu. Estamos sempre fazendo algo em benefício dessa aparição do sujeito não existente e saído de um sonho. De fato, se pensarmos claramente, veremos que todas as coisas terríveis que a humanidade já fez, todas as guerras, atrocidades e abuso dos outros, foram feitas para satisfazer o egocêntrico eu. Não precisamos nos preocupar, se não aceitamos ou compreendemos essas linhas de raciocínio. Só precisamos perceber que, ao reduzir nossa noção do eu supercentrado em si, ao abrir nossos corações e aumentar nosso cuidado com os outros, encontraremos a felicidade e plenitude duradouras. Então, se nossa intenção é forte, muitas oportunidades abençoadas para ajudar os outros naturalmente aparecerão no nosso caminho.

A versão ocidental deste princípio, "Honre seus pais, seus professores e os idosos", acontece naturalmente para muitas pessoas do Oriente, onde a sabedoria e a experiência que vêm com a idade são bens muito valorizados e respeitados. Muitas vezes menosprezamos as boas qualidades e a bondade dos outros e nos concentramos mais em seus defeitos. Isso apenas nos deixa com sentimentos de ressentimento sobre o passado e insatisfação com o presente. Nessa perspectiva, não temos poder algum para mudar alguma coisa para melhor. Mesmo que tenhamos tido uma infância infeliz, nossos pais ainda nos criaram, nutriram e protegeram nossas vidas todos os dias, da melhor forma que puderam. Eles nos deram abrigo, comida, roupas e nos ensinaram muitas habilidades importantes que ainda precisamos usar todos os dias. Sem os nossos pais, nunca seríamos capazes de aprender, praticar e ler sobre o Reiki ou qualquer outro caminho de cura. Onde estaríamos agora sem a paciência e o cuidado deles?

Honrar alguém não é colocá-lo em um pedestal ou baixar nossa própria autoestima. Mas é ser grato, é respeitar e reconhecer suas boas qualidades. Pessoas mais velhas têm mais experiência e podem nos ensinar muito, se estivermos preparados para ouvir com cuidado e dar espaço para novas ideias entre nossas próprias opiniões e orgulho. O orgulho pode muitas vezes impedir que sejamos abertos para novos crescimentos; se pensamos que geralmente estamos certos, então geralmente estamos errados! Sermos honestos sobre nossas falhas nos traz humildade, permitindo a mudança e o crescimento. Então, todo mundo se torna nosso professor, e toda situação vira uma oportunidade para aprender. Podemos até olhar para as crianças e os animais como nossos professores. A honestidade descomplicada e a abertura natural deles podem ser uma influência muito positiva.

Ao honrar e respeitar todas as formas de vida, reconhecemos e, portanto, nutrimos indiretamente o potencial individual de tornarem-se "tudo o que podem ser". No Budismo, é dito que bem profundamente na mente de todos os seres vivos existe a "Natureza de Buda" – o potencial para atingir uma reencarnação abençoada e trabalhar pela iluminação completa para o benefício de todos. Novamente, ao reconhecer, respeitar e encorajar esse potencial nos outros, criamos as causas para as nossas próprias boas qualidades se desenvolverem e eventualmente se tornarem completas.

Riqueza interna infinita

Praticar os Cinco Princípios do Reiki é uma verdadeira causa da felicidade. Uma verdadeira causa da felicidade é algo que traz mais felicidade à medida que o praticamos, ou quanto mais temos disso.

Mais dinheiro, carros, relacionamentos, ou o que for – eles apenas trazem felicidade exacerbada e temporária. Se isso não fosse verdade, então todas as pessoas ricas seriam muito felizes e, quanto mais riqueza elas acumulassem, mais felizes seriam! Felicidade é simplesmente um estado de consciência, uma qualidade interna. Felicidade não depende de fatores externos, e não existe fora da nossa mente ou separada dela. Apesar de alguns fatores externos, como relacionamentos, comida boa ou música, darem a impressão de que causam felicidade na mente, não podemos dizer que são verdadeiras fontes de felicidade. Se fossem, sempre nos fariam experimentar o mesmo nível de felicidade. Sabemos que isso não é verdade. Às vezes nos sentimos profundamente infelizes, não importando os fatores externos que poderiam nos fazer sentir melhor. E também sabemos que a felicidade às vezes simplesmente surge na mente sem motivo aparente. Às vezes apenas nos sentimos felizes, e isso mostra que não precisamos necessariamente de coisas para nos trazer felicidade. Ao aprender a compreender e controlar os níveis profundos da nossa mente, poderemos decidir por nós mesmos quão felizes queremos ser, não importando nossas circunstâncias externas.

Quanto mais desenvolvemos nossa felicidade interna ao praticar os princípios do Reiki, ou outros guias e ensinamentos espirituais semelhantes, mais felizes e contentes nos tornaremos. Nós até podemos levar essa riqueza interna potencialmente infinita conosco quando morrermos! Desenvolver nossas qualidades internas dessa forma é o jeito mais poderoso e significativo para usar o Reiki.

A Natureza da Doença

Basicamente, qualquer doença, distúrbio ou infelicidade é o resultado de alguma desarmonia no corpo, na mente e no ambiente. No entanto, não é fácil estabelecer a causa original de um problema em particular. Após estudar o Budismo, dr. Usui deve ter compreendido que as causas iniciais para todos os nossos grandes e pequenos problemas são nossas próprias ações negativas passadas do corpo, da fala e da mente, retornando para nós em forma de doença, pobreza, ignorância ou qualquer outro tipo de experiência desagradável.

O carma pode ser traduzido diretamente como "ação", ou algo que intencionalmente criamos de forma mental, verbal ou física. As leis do carma ensinam que tudo o que criamos volta para nós mais cedo ou mais tarde – como um bumerangue! Essas ações negativas podem ter sido praticadas muitas vidas atrás e é apenas agora que talvez iremos experienciar as repercussões. Podemos pensar que jamais cometeríamos ações gravemente negativas, como machucar os outros; em cada uma das nossas vidas passadas porém, éramos quase totalmente diferentes do tipo de pessoa que somos agora. Se fosse possível nos conhecermos de vidas passadas, não nos reconheceríamos de forma alguma. Seria como encontrar um completo estranho.

O Budismo sugere que em cada tempo de vida nós nascemos quase completamente novos; na superfície possuímos corpos e personalidades completamente diferentes, porém, bem profundamente, dentro da nossa mente, alma ou eu superior bem sutil, carregamos as memórias, tendências e impressões de todas as nossas antigas vidas e todas as ações do corpo, da fala e da mente que já foram realizadas. Quando as condições estão boas, essas ações vão voltar para nós como experiências positivas ou negativas, dependendo se foram bem-intencionadas e benéficas, ou o contrário. De uma perspectiva budista (como explicada no capítulo 5), para curar completamente e evitar doenças no futuro, precisamos remover as causas-raízes ou "sementes" das nossas antigas ações negativas bem de dentro da nossa mente, antes que emerjam como novas experiências desagradáveis. Se considerarmos essas ideias difíceis de aceitar, existem outras formas de compreender as supostas causas das doenças.

A vontade de mudar

Deveríamos tentar não evitar problemas, mas buscar uma compreensão de suas origens e, assim, chegar a uma solução duradoura. Não temos de aceitar problemas; existem sempre muitas coisas que podemos fazer para melhorar nossa qualidade de vida, não importando o nosso nível de saúde ou riqueza. Simplesmente ao adotar um estado de consciência positivo e tranquilo, exercitamos nosso poder de aproveitar a vida. Podemos alcançar isso imediatamente. Não são necessários semanas ou meses para aprender, pois em todos os momentos temos o poder de mudar nossas vidas para sempre.

Tudo o que você é agora é o que criou de forma consciente e subconsciente, em resposta às circunstâncias e experiências desde o dia em que nasceu. Com o nascimento, você traz as diferentes tendências gerais (e específicas) mentais, emocionais e físicas, com hábitos do corpo, da fala e da mente que desenvolveu nas vidas passadas. Isso explica por que crianças da mesma família são tão distintas a partir do nascimento, e até dentro do útero.

No entanto, até características profundamente enraizadas e aparentemente naturais não são permanentes e podem ser mudadas com uma intenção forte e honesta. Isso pode parecer como uma psicologia muito simples, mas por que dificultar mais? Independentemente da sua situação ou personalidade, tudo o que você precisa é de uma intenção para mudar para melhor, uma vontade de aprender e uma mente feliz e relaxada!

Reflexos da mente

Buda explica a criação do mundo físico externo simplesmente como uma projeção ou reflexo da mente. O mundo em que vivemos é uma projeção mental que se tornou tão familiar para nós que parece real, sólido e permanente em quase todos os aspectos, talvez como um sonho bem real e recorrente para o qual retornamos todas as manhãs quando acordamos! Sabemos por experiência que os sonhos podem parecer muito realistas. Por exemplo, em um sonho podemos tocar objetos sólidos, conversar, ir trabalhar, sair de férias ou fazer qualquer outra coisa que faríamos no mundo real. Essas experiências podem parecer tão reais para nós que só descobrimos que era um sonho quando acordamos. Em sonhos, até podemos questionar os outros: "Isso é um sonho?", e eles podem dizer: "É claro que não. Não seja bobo", como diriam na vida acordada.

Quando acordamos, para onde foram todos esses supostos objetos sólidos, ambientes, experiências vívidas e pessoas dos sonhos? Sabemos que nunca realmente existiram da forma como pareciam existir; eles eram apenas projeções da mente. A maior parte das pessoas não acredita que esse também pode ser o caso do mundo real, porque parece muito real! Por isso pode ser um lugar tão doloroso de se viver e ficamos tão apegados às coisas que parecem causar um alívio do potencial para a infelicidade que está sempre presente.

Ao desenvolver nossa mente da sabedoria – por meio da meditação, da oração e do Reiki –, podemos desenvolver a clareza da percepção para atravessar o véu da ilusão do sonho, que é a raiz para todos os nossos problemas – incluindo as doenças. Essa percepção errada nos faz criar ou praticar ações negativas ou carma do corpo e da mente em resposta a um mundo aparentemente "real" ou importante. Quando esse carma negativo "se aperfeiçoa", ele nos mantém amarrados a um ciclo de ignorância, ações erradas e infelicidade posterior, até encontrarmos a rara oportunidade para acordar, ou seja, até estarmos em um autêntico e completo caminho espiritual.

Sintomas sutis de problemas maiores

Nossos corpos, ambientes, relacionamentos, empregos e posses são reflexos da nossa mente bruta, sutil e muito sutil. Objetos brutos como as formas sólidas do dia a dia, pessoas, relacionamentos e ambientes são reflexos da nossa mente bruta. Objetos sutis, como aqueles em sonhos, são reflexos da nossa mente sutil; e os objetos muito sutis, impossíveis para a maioria das pessoas perceberem, são reflexos da nossa mente muito sutil. Podemos interpretar a mente sutil e a muito sutil como a mente subconsciente ou aquela parte da mente que não podemos controlar conscientemente ou que não conhecemos claramente. Desde o começo da infância, fomos ensinados a viver respondendo ao mundo externo "real". Não estamos familiarizados ou geralmente não percebemos nossa natureza interna, seus problemas e potenciais. Não podemos evitar de projetar nós mesmos, nossas falhas e imperfeições no mundo do lado de fora. Fazemos isso de forma tão completa que não temos mais a percepção da nossa verdadeira natureza.

Se você tem problemas com a sua saúde, finanças, amizades ou qualquer outra coisa, isso é como um sino tocando; uma mensagem simbólica de que alguma parte de nós, internamente – tanto mental, emocional ou fisicamente –, precisa de atenção. Isso pode parecer incomum, mas com experiência podemos começar a ver com clareza que nossas falhas ou imperfeições estão constantemente sendo refletidas de volta para nós pelo nosso corpo, ambiente e nossas experiências do dia a dia. A maior parte das pessoas aceita que, com o tempo, suprimimos ou abusamos dos pensamentos ou das emoções fortemente negativos, o que pode levar a problemas de saúde físicos ou externos, ou vícios danosos. Pergunte a si mesmo: Por que eu estou infeliz? Que problemas possuo no momento? Você pode conseguir traçar essas manifestações externas de volta a algum aspecto da sua natureza interna que não está totalmente desenvolvido ou em harmonia com o todo.

Por exemplo, quando as pessoas estão solitárias, muitas vezes se consolam com comida, bebida, cigarros, compras ou relacionamentos superficiais. Consequentemente, se temos problemas ou vícios nessas áreas, será que é porque estamos solitários? Se pudermos identificar a real causa mental ou emocional do problema externo, estamos na metade do caminho para resolvê-lo. A outra parte da solução é desenvolver o verdadeiro desejo de mudar, reconquistar, renovar ou desenvolver aquela parte interna de nós que perdemos ou abandonamos e estamos atualmente tentando substituir com algum conforto ou apoio externo.

No caso da solidão, podemos tentar liberar a necessidade de ganhar a felicidade dos outros ou dos objetos externos, ao desenvolver uma noção interna de aceitação de nós mesmos. O contentamento e, eventualmente, a paz profunda e a alegria virão em seguida. Isso não significa se desfazer de relacionamentos ou outros prazeres físicos. De fato, liberar a necessidade por essas coisas na verdade permite que as aproveitemos muito mais; nossos relacionamentos se tornam mais claros, saudáveis e recompensadores. Pode levar um tempo para nos libertarmos de nossos velhos hábitos, para criarmos e sentirmos um profundo contentamento, mas isso pode ser feito se nosso desejo por mudança se tornar consistentemente mais forte que nossas crenças e hábitos negativos. O Reiki pode nos ajudar muito neste caminho interno.

Outros sintomas simbólicos

Em um nível menos óbvio, problemas específicos de saúde podem ser relacionados simbolicamente a causas específicas na mente. Por exemplo, usamos nossos ombros para carregar pesos pesados. Problemas nos ombros, então, podem ser relacionados a carregar muita responsabilidade ou não ser responsável o suficiente. Também, o pescoço é muito flexível e nos permite olhar para várias direções; então, problemas no pescoço podem ser associados a ideias rígidas, ou ser convencido muito facilmente pelas pessoas. Usamos nossos olhos para ver aonde estamos indo; então, problemas nos olhos podem ser relacionados a não querer ver as coisas como realmente são, ou tentar controlar demais as coisas. Usamos as pernas para nos movimentar para a frente na vida; então, problemas nas pernas podem ser relacionados a querer ficar em uma situação em particular, talvez porque parece seguro ou estamos nos esforçando demais pelas coisas erradas.

Podemos aplicar essa linha de raciocínio a qualquer problema de saúde. Pense: "O que este problema está me dizendo sobre mim?", "O que esta questão representa simbolicamente?". Geralmente existem dois extremos e um caminho do meio saudável. Se sentarmos para pensar sobre isso de forma calma e honesta, a resposta geralmente aparece simples e rapidamente. Nós nos conhecemos melhor do que achamos! Não complique as coisas: apenas mantenha uma mente aberta e lembre-se de que todas as respostas estão em você. Se não se sente pronto ou não se acha capaz de mudar, você não precisa. Depende de você!

Podemos até mesmo aplicar essa sabedoria a objetos aparentemente inanimados. Por exemplo, se a bateria do seu carro morreu, você precisa de mais tempo para descansar e se recarregar? Se a porta de entrada da sua casa emperra, você tem dificuldade de deixar as pessoas entrarem na sua vida, ou você é aberto demais e acomodado? Se tem um cano que estoura ou uma lâmpada que queima, você está sob muita pressão ou sempre busca evitar situações estressantes para uma vida tranquila? Isso tudo pode parecer "lorota", mas com a prática podemos desenvolver a sabedoria para nos vermos em qualquer lugar e usar qualquer situação como oportunidade de aprender algo sobre nossa natureza interna através de seu reflexo no mundo externo. Obviamente, esse modo de ver o mundo também pode nos dizer o que estamos fazendo certo! Então, se estamos contentes com frequência e atraímos boas condições ou relacionamentos positivos, isso indica que estamos na direção certa.

Lidando com carma acumulado

Pode ser difícil, desafiador e às vezes doloroso encarar a raiz interna de um problema, especialmente quando parece que uma resposta fácil ou alguma distração pode ser encontrada no mundo externo. No entanto, soluções duradouras para nossos problemas só serão conseguidas se buscarmos internamente, ao mudar e curar a mente. Se pudermos nos familiarizar com esse caminho interno, gradualmente sentiremos que nossos problemas ficam menores. Eles podem ser substituídos por uma percepção de uma fonte profunda e contínua de felicidade interna. Isso naturalmente deixará o nosso mundo externo um local mais agradável, significativo e harmônico para se viver.

Às vezes, não importa quão positivo somos ou quanto tentamos, e não importa quanto de Reiki recebemos ou terapias alternativas que tentamos, não conseguimos melhorar nossa saúde ou resolver outras grandes questões que possam estar deixando nossa vida desagradável. Infelizmente esse é um fato da vida do qual estamos todos cientes. Buda diz que tivemos vidas passadas incontáveis e a quantidade de carma que acumulamos é quase ilimitada. Às vezes, alguns dos efeitos do nosso antigo carma negativo parecem tão avassaladoramente fortes, profundos e persistentes que pode ser que não consigamos purificá-lo ou escapar de seus efeitos durante esta vida. Ser realista em vez de negativo sobre isso pode nos ajudar a aceitar e viver dentro das nossas limitações, independentemente de quais sejam. Além disso, como mencionado antes, ao aceitar qualquer desventura que apareça para nós com uma mente tranquila e positiva, podemos gradualmente aprender a viver uma vida mais completa e ao mesmo tempo purificar natural e rapidamente nosso carma negativo, de forma que eventualmente conquistemos nossa liberdade deste carma.

Existem algumas práticas de meditação budista avançadas, porém simples, que podem até purificar o carma mais negativo em um tempo de vida. Busque os ensinamentos, conselhos e orientações de um professor qualificado para praticar essas técnicas. (Para mais informações, veja o apêndice 1.)

As 12 posições de mão do Reiki

O que segue é um guia geral das áreas físicas, mentais e emocionais trabalhadas por cada uma das 12 posições básicas de mão do Reiki. Um tratamento completo do Reiki irá naturalmente lidar com todas as áreas do corpo e da mente, e a sabedoria natural de cura do Reiki concentrará sua energia nas áreas que mais precisarem. Não é necessário se lembrar de todas as informações relacionadas a cada uma das posições de mão; simplesmente use como referência se você deseja desempenhar um papel mais ativo no direcionamento do Reiki para onde é mais necessitado.

Essas orientações também são úteis caso você, ou a pessoa que está sendo tratada, queira entender os aspectos mentais e emocionais de uma doença ou problema específico. Se você for tratar alguém, pode ser uma boa ideia usar essas informações com o escaneamento do corpo (veja o capítulo 6) e, é claro, faça ao seu paciente perguntas relevantes sobre sua condição.

Posições da cabeça

Olhos

Físico: Olhos, cérebro, glândulas pituitária e pineal, nariz e seios da face. Reduz dores de cabeça.

Emocional: Reduz estresse, ajuda a relaxar e acalma uma mente superativa; reduz emoções extremas.

Mental: Melhora a clareza e a qualidade de pensamento; capacidade de atenção e concentração; aumenta a energia mental; ajuda na tomada de decisões e a desenvolver confiança; desperta o "terceiro olho" e melhora a sabedoria intuitiva interna.

Têmporas

Físico: Dores de cabeça, convulsões, choques, tonturas; equilibra o lado esquerdo e direito do cérebro e respostas hormonais, problemas de visão e audição.

Emocional: Estabiliza emoções flutuantes, reduz preocupações e depressão; equilibra os aspectos masculinos/femininos do corpo e da mente; abre a mente para novas ideias, novas formas de pensar e ser.

Mental: Desenvolve a calma e o equilíbrio; clareia processos mentais; melhora a assimilação e compreensão de informações e memória a curto prazo, criatividade e espontaneidade; abre o chacra coronário para criar uma forte conexão com a consciência superior.

Base do Crânio

Físico: Sistema nervoso inteiro, peso, coluna, alívio de dores, problemas da fala.

Emocional: Relaxamento reconfortante e cultivador; melhora a memória a longo prazo e a habilidade de aceitar e liberar-se das dificuldades do passado; alivia a depressão.

Mental: Profundamente relaxante; ajuda a nos libertar e parar com preocupações repetitivas; fortalece o corpo e a mente.

Pescoço e Garganta

Físico: Problemas da fala, mandíbula, dentes, laringe, tireoide, sistema linfático; equilibra a pressão sanguínea.

Emocional: Reduz ou libera pensamentos e emoções suprimidas; melhora a confiança; libera a tensão; melhora a capacidade de comunicação e ser honesto e aberto.

Mental: Traz calma e clareza de pensamento; pensamento flexível e a habilidade de ver tudo ao seu redor e buscar novos horizontes; desenvolve uma mente mais aberta e esclarecida.

Posições frontais

Coração

Físico: Coração, pulmões, timo, sistema imunológico e circulação, asma e outros distúrbios dos brônquios.

Emocional: Alivia o estresse e aumenta a confiança, a coragem e a habilidade de sentir amor, alegria e compaixão.

Mental: O pensamento se torna menos egoísta e mais motivado pelo desejo de beneficiar o próximo.

Plexo Solar

Físico: Fígado e vesícula biliar, estômago, baço, digestão, pâncreas, sistema nervoso, diabetes.

Emocional: Libera do medo e da agressividade; melhora o poder de expressão e determinação, e a habilidade de aceitar e sentir emoções fortes sem ficar sobrecarregado.

Mental: Equilibra o pensamento; torna-se mais centrado e menos facilmente influenciável, distraído ou desvirtuado.

Umbigo

Físico: Abdome, intestinos, cólon, bexiga, alergias a alimentos.

Emocional: Equilibra sentimentos sexuais, culpa, atração, obsessão e repulsa.

Mental: Melhora a habilidade de "digerir" novas ideias e de pensar claramente sem ser distraído por emoções fortes.

Virilha

Físico: Sistema linfático, sistema urinário, intestinos, órgãos sexuais masculinos/femininos, constipação, diarreia, quadris.

Emocional: Sensação de segurança/proteção; prazer sexual; liberação de emoções fortes ou comportamento obsessivo ou ofensivo.

Mental: Melhora a energia, vitalidade e autopercepção e atenção; vontade de sobreviver e viver a vida ao seu máximo.

Posições nas costas (semelhantes às frontais)

Ombros

Físico: Parte inferior do pescoço e ombros, coração e pulmões, parte superior da coluna, lesões no pescoço.

Emocional: Libera emoções pesadas, pesos mentais e assuntos que foram ignorados.

Mental: Ajuda a liberar a mente de bagagens mentais e emocionais e a encarar questões ou problemas do passado.

Plexo Solar

Físico: Rins, adrenais, parte inferior dos pulmões, pâncreas, estômago, baço, lombar.

Emocional: Aumenta a força física e psicológica e libera de fardos e traumas emocionais do passado.

Mental: Melhora a estabilidade mental e o poder de pensamento.

Lombar

Físico: Intestinos, bexiga, lombar.

Emocional: Similar à posição acima e à posição frontal; também melhora a habilidade de relaxar; sentir e expressar emoções fortes e apreciar a expressão sexual equilibrada, com amor e sem culpa.

Mental: Melhora a aceitação, expressão e compreensão de sentimentos fortes.

Base da Coluna

Físico: Lombar, quadris, próstata, sistema reprodutor masculino/feminino.

Emocional: Liberar antigos padrões de comportamento; abrir espaço para novas ideias ou modos de ser; liberar emoções acumuladas ou melhorar a habilidade de experienciá-las facilmente e então liberar respostas emocionais.

Mental: Aumenta o poder mental e a habilidade de reagir positiva, criativa e instintivamente em situações difíceis e emergenciais.

As áreas tratadas pelas posições de mão listadas anteriormente são um guia geral criado a partir da experiência e do bom senso. Se você se sentir compelido a tratar uma área específica sem uma razão lógica, então siga sua intuição. Em nove de dez vezes você conseguirá resultados e, cada vez que aplicar isso, sua sabedoria intuitiva vai melhorar.

No entanto, nunca ache que tal intuição ou guia como este são bases para fazer um diagnóstico médico ou tratar uma condição sem o tratamento médico convencional apropriado. Sempre tenha certeza de que a pessoa que você está tratando se consulta com um médico, caso seja necessário. Se um paciente de Reiki se recusar a ir a um médico, é melhor parar de tratá-lo até que um diagnóstico médico correto seja definido.

Meditação do Reiki

Podemos direcionar o Reiki para qualquer propósito específico. Ou apenas permitir que o Reiki trabalhe para o nosso bem maior ao simplesmente relaxar, confiar e permitir que a presença do Reiki permeie nossas vidas. Alternativamente, podemos encontrar um equilíbrio ao estabelecer intenções do Reiki conscientemente, enquanto ficamos abertos à sabedoria e orientação dele. Desta forma, vamos aprender, partindo da experiência, qual a melhor forma para usar o Reiki, como desenvolver um relacionamento mais próximo e aberto com ele, e gradualmente estabelecer como queremos que seja o relacionamento como um praticante vivendo o Reiki.

Podemos usar uma das seguintes técnicas para nos ajudar a aprofundar nossa prática do Reiki, aprender a relaxar mais facilmente e criar estados de consciência positivos, que, em retorno, beneficiarão todos aqueles com os quais entramos em contato, especialmente se essa é a nossa intenção consciente.

Aproveitando o relaxamento do Reiki

Isso pode ser feito tanto sentado como deitado, e combinado com algumas – ou todas – das 12 posições do Reiki. Música relaxante pode ajudar. Se apenas tiver 15 ou 20 minutos, escolha uma posição na cabeça, uma posição frontal e uma posição nas costas, talvez a parte de trás da cabeça, a região do coração, a lombar, a virilha ou a região das pernas.

Comece estabelecendo uma intenção do Reiki consciente para relaxar completamente seu corpo e sua mente, a fim de receber qualquer cura de que esteja precisando durante o tempo disponível. Além disso, separe um momento para estabelecer intenções específicas para você e os outros. Respire profundamente algumas vezes e se posicione de forma confortável. Libere qualquer coisa que possa estar na sua mente. Essa é a sua hora de relaxar, e é importante que nada distraia você.

Traga sua atenção para seus dedos do pé e tente "encontrar" qualquer tensão existente, liberando-a. No começo pode ajudar se você os flexionar e soltar. Você precisa gradualmente se familiarizar com a experiência de relaxar conscientemente, então o processo ficará mais fácil. Mova sua atenção vagarosamente para o restante do seu pé, relaxando conscientemente cada parte. Se ajudar, você pode pensar "libere e relaxe" à medida que for levando sua atenção lentamente para os tornozelos, canelas, panturrilhas, joelhos, etc. Continue levando sua atenção pelo corpo todo, conscientemente relaxando cada parte. Se sua atenção dispersar, volte para a última parte do corpo.

Quando chegar ao topo da cabeça, passe alguns minutos tomando consciência de como você se sente estando totalmente relaxado. Quanto mais se lembrar dessa experiência, mais fácil ficará para repetir e usar em suas atividades diárias. Essa técnica pode levar um tempo para ser dominada, então não fique desapontado, se você ainda sentir alguma tensão depois das primeiras sessões. Isso irá passar com o tempo e a técnica ficará mais natural. Nesse ponto você pode parar, consagrar sua energia positiva, levantar-se devagar ou continuar com uma visualização simples.

Usando a visualização do Reiki

Visualize um fio espiralado de luz dourada ou branca entrando pelo topo da sua cabeça e preenchendo cada parte do seu corpo. Tente mover a luz vagarosamente para baixo, para que fique com sensação de que cada parte do seu corpo e cada célula são preenchidas com luz de energia. Então, podemos imaginar que o nosso corpo todo e nossa mente derreteram nessa luz, que aos poucos se expande para preencher o local, a casa, a cidade, o país, o mundo inteiro e, finalmente, o Universo inteiro. Passe um tempo aproveitando essa experiência da luz clara preenchendo o Universo todo.

É um bom momento para pensar nos outros que podem precisar de cura, conflitos locais ou internacionais, desastres, ou simplesmente todos os seres vivos. Visualize essas pessoas ou esses acontecimentos rodeados de luz e imagine que todos os problemas e doenças estão sendo transformados rapidamente e curados. Continue a visualizá-los saudáveis, felizes e contentes por alguns minutos. Podemos pensar e tentar acreditar realmente em como essas pessoas estão incríveis agora, realmente livres de suas dores e problemas. Então, concentre-se quanto for possível no sentimento de alegria que surge do pensamento anterior. Não se preocupe se no começo isso parece falso e forçado. Com prática consistente e sincera, sua motivação irá se tornar mais natural e poderosa. Além disso, não tente demais ou faça visualizações muito complicadas; os aspectos mais importantes são uma intenção honesta e uma crença forte de que seus pensamentos positivos realmente ajudaram.

O poder da mente é ilimitado. Ao imaginar fortemente que por meio de nossas ações as pessoas são liberadas de seus problemas, isso cria as causas para que esse fato realmente aconteça no futuro. Quando você acabar, visualize a luz voltando vagarosamente do espaço para seu corpo e sele o momento com uma intenção mental como:

Equilibrado, centrado, firme, abençoado e protegido.

Então, levante-se devagar quando estiver pronto e consagre a energia positiva que criou. Às vezes, quando estamos estabelecendo intenções como essa citada, ou consagrando a energia positiva criada em uma ação do Reiki, pode ajudar se você disser ou pensar na intenção três vezes. Isso a estabelece firmemente em nossas mentes e nos ajuda a ver se a intenção soa ou é sentida "corretamente". Pode ser muito complicada ou confusa. Podemos mudar uma intenção simplesmente dizendo ou pensando em uma nova que se aplique à mesma pessoa ou situação, assim ela irá automaticamente passar por cima da antiga, se for pelo bem maior! O poder das nossas intenções e consagrações são dependentes da sinceridade e estabilidade dos nossos desejos que vêm verdadeiramente do coração. Então, precisamos manter um olho neles e verificá-los regularmente!

Sentando-se com o Reiki

Uma vez iniciado no Reiki, você se tornará gradualmente mais ciente da presença dele em sua vida. Você pode experienciar isso como uma sensação de paz e completude internas, ou como uma "camada" ou uma presença de energia e amor rodeando seu corpo, ou uma energia fluindo por você. Às vezes poderá senti-la "ligando" automaticamente, ou passando por você de maneira mais forte, à medida que você ou as pessoas ao seu redor precisarem. Nós nos tornamos uma espécie de portal ou canal para a energia de cura ajudar aos outros.

Quando você sente o Reiki passando por você mais intensamente, é uma boa ideia encontrar cinco a dez minutos para uma "pausa para o Reiki". Sente-se com ele, encharque-se e passe-o adiante, mas, obviamente, apenas se for conveniente. Se isso acontecer e você sentir a energia se concentrando em certa área do seu corpo ou certas emoções e pensamentos surgirem em relação a algum problema seu, tente relaxar e permita que o Reiki trabalhe para você. Apenas "assista" ao seu corpo e à sua mente e não se envolva muito com sentimentos, pensamentos e sensações que possam surgir. Apenas permita que fluam através de você e libere da forma que parecer equilibrado, claro e natural.

Se você consegue se abrir e confiar nesse processo, as respostas para os problemas simplesmente irão aparecer ou a questão passará mais rapidamente do que se você tivesse tentado "resolver" mentalmente ou se deixado levar emocionalmente. Esse processo de liberação e cura naturais pode trabalhar para quaisquer situações estressantes com as quais estamos tendo de lidar. Mesmo acontecimentos do passado distante, que não foram muito bem aceitos ou curados física, mental ou emocionalmente, podem ser curados. Com um pouco de prática, você ficará surpreso com a rapidez com que o Reiki pode resolver problemas e mudar a situação para o benefício de todos os envolvidos.

Desenvolvendo paz interior

O processo de assistir à sua própria mente ou desenvolver uma consciência plena é também uma forma muito poderosa para desenvolver paz interior e sabedoria intuitiva natural. Um bom momento para treinar isso é durante o autotratamento, ou quando estiver tratando os outros. Simplesmente procure pelos momentos de paz natural e fique neles. Quando distrações surgirem na sua mente ou no seu corpo, ou se for perturbado por um barulho, não se preocupe ou fique irritado ou envolvido. Simplesmente presencie ou assista a esses pequenos eventos e permita que eles venham e vão; continue assistindo à sua mente e ao seu corpo e a paz voltará mais cedo ou mais tarde.

Siga essa paz interior e tente ficar com ela naturalmente, sem forçar sua mente, para que você se torne cada vez mais familiarizado com isso. Com o tempo essa experiência surgirá com mais naturalidade e facilidade, e você não precisará encontrá-la conscientemente ou mantê-

-la. Eventualmente essa paz interior natural se tornará seu estado de consciência normal e, à medida que continua essa prática, você conseguirá níveis de autopercepção e felicidade cada vez mais profundos. Pode ser útil tentar essa prática enquanto estiver se aplicando o Reiki sentado em uma cadeira, já que é mais fácil cair no sono quando estamos deitados. Além disso, usar posições de mão que provocam dores musculares pode causar distração indesejada. Em ambos os casos, veja o que parece ser o certo e o que funciona para você.

Uma carga rápida

Também podemos aprender a "ligar" o Reiki quando necessário. Essa é uma boa forma de se "plugar" a ele regularmente, e pode ser muito útil quando não temos o tempo para nos tratar completamente, mas precisamos de uma carga rápida.

Simplesmente, sente-se, coloque suas mãos em alguma posição confortável (como em cima de suas coxas) e estabeleça uma intenção mental para abrir seu corpo e sua mente para o Reiki e receber tudo o que precisa. Permita-se relaxar completamente e deixe-se levar por quaisquer experiências que venham até você. Se puder passar dez a 15 minutos fazendo isso todos os dias, com certeza sentirá resultados positivos.

Isso também ajuda a aumentar nossa percepção e compreensão do Reiki e nos ensina como abrir e trazer o Reiki de forma mais rápida e consciente quando necessário. Também ficamos mais capazes de controlar e supervisionar nossas reações a situações, em vez de sermos vítimas de pensamentos, emoções e ações impulsivos e negativos.

Esse método também é útil se temos uma questão ou problema específico que queremos resolver. Antes de começar, simplesmente configure o problema na sua mente e estabeleça uma intenção bem clara para encontrar uma solução para o bem maior. Então, relaxe, aproveite o Reiki e veja o que surge na sua mente. Às vezes uma resposta aparece horas ou dias depois do autotratamento e pode desencadear ao ler algo relevante sobre o assunto, conhecer alguém ou algum outro tipo de "coincidência" útil!

Mantras de Meditação do Reiki

Podemos usar a palavra Reiki como mantra. Um mantra é uma palavra especial ou um conjunto delas que, quando faladas ou pensadas, possuem um efeito positivo no corpo e na mente. A palavra "Reiki" é muito abençoada e, se usada como mantra – com a energia de cura do Reiki –, pode aumentar nossas habilidades para aplicarmos e recebermos a cura. Podemos usar com a meditação "Sentando-se com o Reiki", ou quando estamos aplicando ou recebendo o Reiki.

Simplesmente permita que a palavra "Reiki" apareça na mente sem esforços e naturalmente, como um pensamento espontâneo. Não devemos forçá-la a surgir, apenas permita que venha à tona facilmente, como uma bolha de ar em um copo de água. Quando surgir, siga, ouça, repita devagar ou mais rápido – apenas ouça, sinta e siga. Se a sua mente divagar, apenas traga a sua atenção ao mantra novamente e continue seguindo. Isso pode o ajudar a desenvolver um relacionamento mais íntimo com o Reiki. Leva você mais próximo da origem do Reiki e, portanto, mais perto de sua própria real natureza. Você pode usar outras palavras especiais da mesma forma; palavras como paz, compaixão, sabedoria, Buda, Jesus, Mãe Divina, Santo Padre, ou grupos de palavras como "completo, saudável e feliz", "completamente relaxado e em paz", "forte, confiante e esclarecido". Use qualquer um dos Cinco Princípios ou Intenções do Reiki da mesma forma.

Também podemos meditar sobre o significado mais profundo do Reiki ao perguntar: "O que é a Energia da Força Vital Universal?", "De onde ela vem, de fora ou de dentro de nós?". Podemos pedir diretamente ao Reiki por uma compreensão mais profunda da nossa própria real natureza ou por respostas a questões específicas que estamos enfrentando. Depende de nós quão fundo queremos ir e quanto queremos saber. O Reiki nos trará apenas aquilo com que estamos prontos para lidar e o que somos capazes de compreender.

Usando mantras budistas

Existem muitos mantras budistas usados para curar, purificar e ajudar a desenvolver certas qualidades positivas da mente. A palavra mantra significa "proteção da mente". Mantra aparece como palavras ou sons, apesar de que os sutras budistas ou Escrituras Sagradas nos dizem que na verdade o mantra é a *Energia da Força Vital*. Portanto, podemos dizer que o Reiki é mantra. Um dos mantras mais conhecidos é o OM MANE PADME HUM; em tradução livre, essas letras sânscritas significam "todo louvor à joia no lótus", apesar de possuírem significados mais profundos em diferentes níveis. A joia no lótus refere-se à nossa natureza de Buda ou grande potencial para o bem surgindo do lótus, que é o símbolo da compaixão. A mente da compaixão, ou o desejo de desenvolver compaixão, é a fonte para o nosso maior potencial e merecedora do maior louvor.

OM MANE PADME HUM é o mantra da compaixão e possui profundo efeito no chacra do coração, trazendo paz e contentamento profundos. Podemos usar esse mantra a qualquer momento ou receber um empoderamento especial de um Geshe (Mestre) budista e combinar o mantra com uma forma especialmente poderosa, porém simples, de treino de meditação, para desenvolver nossa compaixão e amadurecer nosso potencial para beneficiar os outros. Para esse mantra, precisamos do empoderamento de Buda Avalokiteshvara, o Buda da Compaixão. Buda Avalokiteshvara tinha um desejo tão forte de ajudar os outros que ele abençoou seu próprio nome para que, quando alguém o dissesse três vezes, recebesse a liberação do medo. Essa ainda é uma forma bem eficiente de evitar e liberar-se do medo, em qualquer situação.

Diga ou pense nos mantras quando você receber o Reiki ou aplicá-lo nos outros. Se nossas intenções são verdadeiramente compassivas, essa é uma ação ou carma especialmente poderosa, considerando que a natureza do mantra é tão pura, sagrada e abençoada. Nosso nível de compaixão afeta diretamente nossa habilidade de curar os outros. Diga mantras para os outros sempre que precisarem de ajuda, talvez para pessoas que estejam aflitas, doentes, morando na rua, mesmo para animais ou insetos morrendo, isso ajudará muito. Então, também podemos dedicar os futuros efeitos das nossas ações ou carma para o benefício deles. Essa é uma forma especial de doação e irá aumentar muito o poder do carma que voltará para nós no futuro.

Para desenvolver nossa sabedoria, precisaríamos receber o empoderamento e o mantra do Buda Manjushri, o Buda da Sabedoria. Para desenvolver nossas habilidades de cura, precisaríamos receber o empoderamento do Buda Medicinal ("Sange Menhla" em tibetano, veja a figura 9.1, na próxima página), a incorporação de todas as qualidades de cura do Buda.

Em relação à jornada de Mikao Usui pelo Reiki, sabemos que ele deve ter usado métodos budistas para desenvolver as habilidades de compaixão, sabedoria e cura no seu caminho em direção ao Reiki. (Se você deseja saber mais sobre essas técnicas ou praticá-las você mesmo, veja o apêndice 1.) Os ensinamentos do Buda estão amplamente disponíveis para as pessoas de todas as bases culturais e religiosas, e, da mesma forma que o Reiki, você não precisa ser budista para se beneficiar deles.

Se decidirmos praticar a recitação do mantra sem receber um empoderamento budista autêntico e aprender a prática apropriada de meditação, então uma intenção sincera e consagração ao bem maior podem fortalecer e proteger nossa prática.

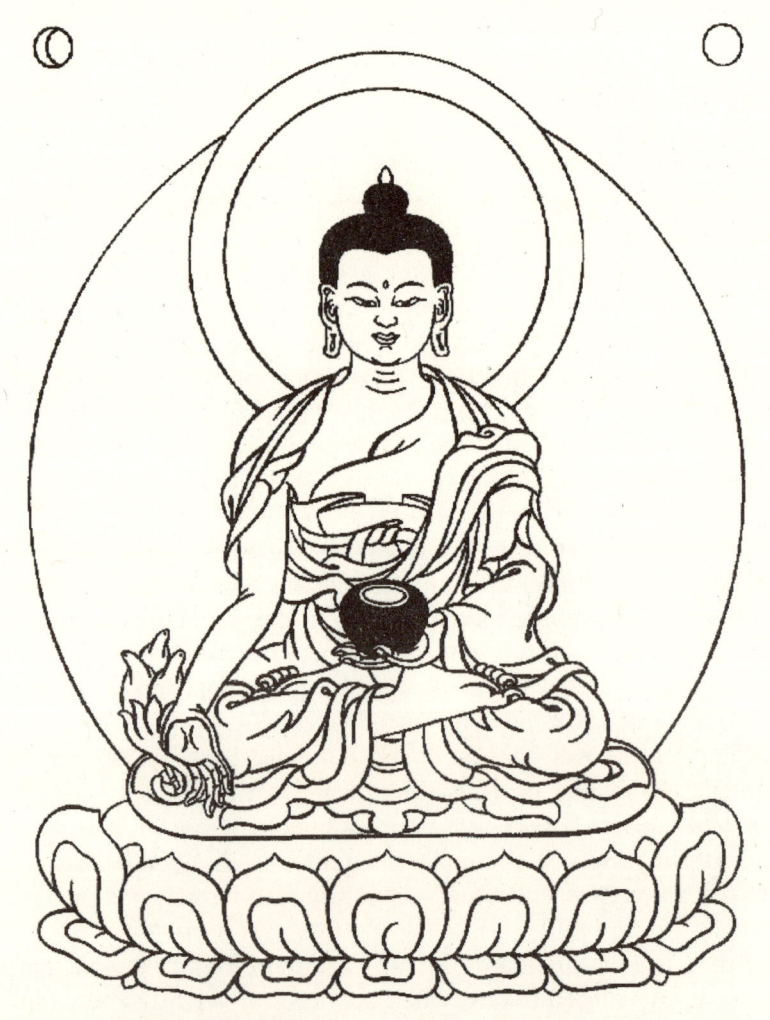

Figura 9.1 – Buda Medicinal
(Usado com a bondosa permissão de Andy Weber, Tharpa Publications © 1990)

Meditação para a cura da Terra

Essa é uma meditação muito simples e agradável de se fazer. É especialmente eficiente se você fizer na parte externa, talvez em um jardim ou no campo, se estiver calor. Além disso, é mais eficaz se encontrar uma árvore para encostar suas costas nela enquanto medita, já que as árvores podem agir como uma mediação para a troca de energia. Faça essa meditação tanto sentado, em pé ou deitado, e por muito ou pouco tempo que quiser.

Existe uma troca natural de Energia da Força Vital Externa entre a árvore, a Terra e o Universo. Em algumas filosofias orientais, as árvores são vistas como portais simbólicos ou reais entre o céu e a Terra, com suas raízes absorvendo nutrientes da Terra e suas folhas se esticando em direção à luz do Sol e à energia que ele proporciona. Também são vistas como um exemplo de como deveríamos agir na vida. Crescendo firmemente, ano após ano, uma árvore é forte, porém equilibrada e capaz de mudar de acordo com as estações. Ela se curva, mas não quebra com os ventos fortes, porque suas raízes são profundas, e a árvore é flexível e adaptável às forças da Natureza. Quando as condições são propícias – como no verão –, seu ritmo de crescimento aumenta de acordo, e no inverno ela descansa e recarrega as energias. Da mesma forma, apenas poderemos ser seres espirituais eficientes se nossos pés estiverem firmemente plantados no chão e soubermos quando é o momento de nos desafiarmos e quando é o momento de descanso.

Escolha uma árvore pela qual você se sente atraído, encoste suas costas nela, com seus pés ou o quadril entre duas raízes, se elas estiverem expostas. Separe alguns minutos para garantir seu conforto e se "conectar" com os seus arredores, então feche seus olhos e vagarosamente relaxe seu corpo e sua mente. Estabeleça uma intenção para aplicar Reiki à Terra e a todos os seres vivos na Terra, para o bem maior. Então, imagine o Reiki como uma luz branca ou dourada espiralando através do seu chacra coronário e preenchendo seu corpo e sua mente até que você se sinta totalmente relaxado e em paz. Então, visualize o Reiki entrando na Terra pelo chacra base ou dos pés e descendo diretamente até o centro da Terra. De lá, a energia irradia para o planeta todo, depois o sistema solar, o Universo todo e todos os mundos e domínios de existência. A Terra e todos os seres vivos são liberados de todos os seus problemas e são abençoados com o Reiki, a natureza do amor, a compaixão e a sabedoria. Então, a principal ênfase dessa prática é se concentrar no sentimento de alegria que surge da crença de que realmente ajudamos os outros. Permita que sua mente se funda com um oceano de alegria e amor. Podemos manter essa experiência o tempo que quisermos, antes de vagarosamente voltar a nossa atenção de novo ao lugar em que estamos sentados. Essa cura universal é uma atitude muito poderosa e compassiva. Então, como sempre, podemos consagrar nosso bom carma e, se desejarmos, proteger nosso próprio sistema de energia ao sentir e pensar:

Eu estou completamente abençoado e protegido pelo Reiki.

Meditações sobre os Cinco Princípios do Reiki

O Reiki funciona bem com todos os tipos de meditação e técnicas de relaxamento. Não importa qual técnica você use, simplesmente estabeleça uma intenção mental antes de começar, como:

Que o Reiki me ajude a conseguir o maior benefício possível desta meditação.

Isso melhora a sua concentração, clareza e experiência em meditação. Ajuda a levar suas intenções positivas adiante pelo restante do dia. Os efeitos da meditação regular combinados com o Reiki podem melhorar muito sua qualidade de vida.

Podemos meditar sobre todos os cinco princípios, ou apenas aqueles que sentimos ser os mais apropriados para a nossa situação. Se temos um problema específico, podemos escolher o princípio que sentimos possuir a resposta e meditar sobre ele até estarmos prontos para seguir em frente. Meditar sobre um princípio por dia, em ciclos de cinco dias, é uma boa forma de continuamente melhorar nossa sabedoria e compaixão; afinal, cada meditação adiciona algo à anterior e cada ciclo o leva mais perto da completude e felicidade: a origem do Reiki.

Prepare-se para a meditação ao encontrar um tempo regular, diário e calmo – por volta de 15 ou 20 minutos, ou mais. No começo da manhã é geralmente melhor, quando você ainda está revigorado. Isso pode realmente o ajudar a começar e continuar seu dia de forma positiva.

O local deve estar calmo e limpo, e, se você possui uma crença religiosa em especial, monte um pequeno altar ou lugar sagrado como um ponto de foco. Isso também possibilita manter a energia espiritual no local e na casa – que é o simbólico de sua própria mente e corpo. Limpe e cuide desse espaço regularmente, tratando-o com respeito. Isso definitivamente fará com que suas meditações aos poucos se tornem mais claras e profundas, com efeitos duradouros. Ao convidar as bênçãos universais ou o bem maior para a sua casa e vida, criando um pequeno altar, você pode notar também muitos benefícios naturais positivos em outras áreas da sua vida. Além disso, outras pessoas podem comentar que a sua casa sempre parece acolhedora e em paz!

Sente-se em uma cadeira com as costas eretas, mas sem tensioná-las, pés encostando totalmente no chão e mãos descansando no seu colo. Você também pode se sentar em uma almofada no chão em posição tradicional de meditação. Traga o Reiki durante a meditação ao posicionar suas mãos no corpo em posição confortável, por exemplo, na parte de cima de suas pernas. Às vezes aplicar um pouco de Reiki em si mesmo ao posicionar suas mãos sobre o seu coração por alguns minutos antes da meditação pode ser uma boa forma de acalmar a mente e entrar no clima da meditação!

Para começar, relaxe seu corpo e foque sua mente ao escanear mentalmente seu corpo buscando tensões e as liberando. Foque sua atenção na sensação na ponta de suas narinas. Sinta o ar gelado entrando à medida que inala e o ar quente saindo quando exala. Concentre-se apenas nessa sensação. Se ficar distraído, simplesmente volte a sua atenção para o objetivo da meditação, a sensação de respirar. Isso foca a mente e melhora a sua clareza e concentração. De fato, essa simples meditação com respiração, se praticada todos os dias por 10 a 15 minutos, pode melhorar bastante nossa qualidade de vida ao nos proporcionar uma mente clara e em paz. Se não tivermos nenhuma experiência com meditações, pode ser útil praticar apenas a meditação da respiração por diversas semanas antes de tentar algo novo.

Existem duas partes da meditação: *Contemplação* e *Posicionamento*. Contemplação é o processo mental de abandonar atitudes e pensamentos negativos, e adotar as versões positivas. Quando um forte desejo surge na mente para mudar nosso comportamento para melhor, então esse é o nosso objeto de posicionamento; e nós "seguramos" ou experienciamos isso pelo tempo que for possível. Por exemplo, se meditarmos sobre o segundo princípio, "Não fique preocupado hoje", pense como a preocupação no passado já causou muita infelicidade e não resolveu nenhum problema. Imagine como você se sentiria se parasse completamente de se preocupar no futuro, quão maravilhoso isso seria. Quando um desejo forte por deixar de se preocupar aparece na mente, "segure" ou mantenha a intenção mental o máximo que conseguir.

Se seus pensamentos divagarem, simplesmente retorne à contemplação até que aquele desejo forte de não se preocupar apareça novamente, então mantenha essa sensação ou pensamento. Você na verdade está treinando a si mesmo para eventualmente sentir e pensar dessa forma bem naturalmente. Quando estiver "segurando" o objeto da meditação, não force sua mente. Deve ser natural, como se sua mente tivesse se misturado completamente ou se tornado uma com o objeto da meditação, o desejo de parar de se preocupar.

Ao regularmente desenvolver esses desejos profundos para mudar para melhor, você com certeza se tornará mais positivo, feliz, contente e atencioso. Esse meio antigo e testado e aprovado de lidar com os problemas da vida, se praticado correta e regularmente, é uma solução garantida. Diferentemente de outros métodos modernos para encontrar a felicidade, ficar viciado nisso produz resultados muito saudáveis!

Use as explicações mais amplas dos Cinco Princípios do Reiki (veja o capítulo 3) como base para suas meditações. As meditações serão mais eficientes se você as aplicar diretamente em sua vida, baseado em suas próprias experiências e compreensões passadas. Não existe motivo para meditar todos os dias sobre o vago desejo de parar de se preocupar, ou sobre ter mais respeito pelos outros, se no seu coração você não está realmente interessado em mudar, ou se essas meditações não são diretamente relevantes para a sua vida.

Faça as meditações tornarem-se reais mentalmente e, então, carregue suas boas intenções adiante pelo restante do dia. Faça isso se lembrando do princípio e dos sentimentos positivos que surgiram durante a meditação. Tente usar essa motivação para guiar suas ações. Sempre que se tornar ciente de que sentimentos e pensamentos negativos, como preocupação e impaciência, estão prestes a surgir em sua mente, pode evitar a influência deles sobre você ao se lembrar das suas intenções boas do começo do dia. Desta forma, sua sabedoria melhorará e seus problemas diários diminuirão constantemente.

Em direção à sabedoria verdadeira

A sabedoria é muito diferente de habilidade intelectual. Muitas pessoas inteligentes são bem infelizes. Já que todos os seres vivos possuem o mesmo desejo básico para evitar problemas e encontrar felicidade, a sabedoria é simplesmente a habilidade de compreender de onde a felicidade duradoura vem. À medida que meditamos todos os dias, você verá que a felicidade é simplesmente um estado de consciência e, já que possui a oportunidade de criar estados de consciência positivos por meio da meditação, da oração e do Reiki, esses métodos são a chave para a felicidade duradoura. Compreender e reconhecer isso é sabedoria.

Apesar de a essência e a prática da meditação serem bem simples, é uma boa ideia buscar um professor totalmente qualificado e experiente, que o possa guiar ao longo dos estágios do caminho da meditação. Aprendendo por conta ou por um livro, você pode encontrar muitos problemas, perder muito tempo e, consequentemente, perder interesse, por não experienciar resultados bons e consistentes. Aprender e compartilhar nossas experiências com os outros, meditar em grupo e ter a oportunidade de fazer perguntas pode ajudar muito nossa apreciação e progresso. Ter um professor que é um exemplo vivo do que pode ser atingido por meio da meditação é uma inspiração constante e um encorajamento para nossa própria prática em desenvolvimento. (Se você quiser encontrar grupos de meditação, veja os apêndices 1 e 3.)

Não importa o tipo de meditação que escolha, se fizer um pouco todos os dias, os bons resultados aumentarão, você conseguirá relaxar mais e aproveitar a vida plenamente, e gradualmente se tornará uma fonte verdadeira de sabedoria, compaixão e força interna.

10

A Voz do Reiki:
Histórias de Praticantes de Reiki

O Reiki tocou e moldou muitas vidas. Parte do caminho dele é descobrir, a partir da nossa própria experiência, como aproveitar ao máximo esse dom especial. No entanto, podemos também aprender muito com a experiência dos outros.

Este livro não seria completo sem algumas das histórias e relatos especiais de praticantes que conquistaram grandes benefícios pessoais a partir do Reiki, e que ensinaram e curaram outras pessoas de forma bem-sucedida. Alguns dos contribuintes são amigos e alunos do autor; outros simplesmente responderam ao seu convite para compartilhar suas sabedorias e experiências com aqueles que estão trilhando um caminho similar.

Um Vento Ruim Que Trouxe Algo Bom

por Jean Dunn

Eu sempre estive interessada em terapias complementares e no lado espiritual da vida. Foi um vento ruim que me deu a oportunidade de passar mais um tempo pesquisando esses assuntos quando fui diagnosticada com câncer de mama e tratada, em 1995. Foi nessa época que fiquei curiosa sobre o Reiki e decidi fazer o Primeiro e o Segundo Nível.

Quando comecei o autotratamento, aplicava por uma hora todos os dias e sempre me sentia renovada física, mental e espiritualmente depois de cada sessão. Após alguns meses, reduzi a quantidade de sessões para uma ou duas vezes por semana. No entanto, agora fiquei preguiçosa e apenas pratico o Reiki quando preciso. Não acho que isso seja bom, e uma resolução de Ano-Novo para mim seria passar ao menos uma hora por semana praticando Reiki. Digo isso porque, apesar de agora me sentir tão saudável quanto qualquer um, também sei quando algo está faltando na minha vida. Após uma hora de Reiki, posso me sentir mais no controle; pequenas dores e desconfortos somem, e me sinto mais feliz e capaz de lidar com a vida no geral.

Nunca menciono ou discuto assuntos espirituais com meu marido. Ele é muito "pé no chão" e não acredita em nada desse tipo! Porém, quando estou pensando, "Devo aplicar o Reiki", ele sempre diz: "Não está na hora da sua sessão de Reiki?". Ele está ciente da mudança em mim após o tratamento!

Olhando para trás, eu gostaria de ter tido tempo para encontrar o Reiki antes. É muito triste o fato de que a maior parte das vezes só encontramos algo quando estamos precisando. Se ao menos tivesse conhecido e praticado o Reiki desde muito antes na vida, poderia ter sido mais saudável e não ter tido câncer de mama. No entanto, aprendi que nunca devemos dizer: "Se ao menos...". Eu posso dizer que o Reiki agora terá um papel constante em minha vida.

Desde que comecei a praticar Reiki, no geral tenho sido uma pessoa muito mais feliz e me sinto muito mais ciente do lado espiritual da vida, e por isso serei sempre grata.

Clareza, Sabedoria e Compartilhar Responsabilidades

por Mary Dawson

Após meses trabalhando, estudando constantemente e dividindo qualquer tempo livre entre família e amigos, eu estava física e emocionalmente desgastada. Sentia-me usada, abusada e sem apoio algum.

Aprendi e pratiquei o Reiki, esperando que fosse me ajudar. O Reiki ajudou, mas não da forma que esperava. Após as sessões de autotratamento, sentia-me mais forte, mais relaxada e capaz de lidar com tudo por um tempo, mas então o estresse e a dor emocional surgiam novamente.

Em uma manhã de desespero, sentei-me quieta e pedi ao Reiki por orientação em vez de cura, e tudo se tornou mais claro. Os problemas que causavam meu estado perturbado não eram meus, mas de outras pessoas.

Eu estava tomando as responsabilidades de alguém muito próximo. De uma forma mal-estruturada para suavizar o fardo dessa pessoa, estava sacrificando minha própria saúde e bem-estar, enquanto, ao mesmo tempo, criava um muro entre nós, tornando-me muito amargurada em relação às inadequações dessa pessoa. A partir de então, durante minhas sessões de autotratamento, dirigia o Reiki para essa pessoa, pelo "bem maior" dela. Os resultados foram profundos para nós duas. Medos ocultos e percepções foram expressos, atitudes mudaram e a confiança foi restaurada. Antes disso, acho que no fundo sabia a causa do meu dilema, mas não era capaz de lidar com isso. Eu escolhi ignorar. Realmente acredito que o Reiki trouxe tudo à tona, e mostrou minhas fraquezas. Não apenas o Reiki me deu a força para aceitar e encarar os problemas, mas também a coragem para devolvê-los ao seu dono original. Agora, com a ajuda do Reiki, estou livre para oferecer o amor e apoio para essa pessoa enquanto ela chega a um consenso sobre suas responsabilidades e aprende a lidar com elas, em vez de passá-las para a frente.

Obrigada, Reiki!

Uma Razão para Ser Especial
por Ellen Carney

Venho usando o Reiki por quase um ano agora e nesse tempo muitas coisas desafiadoras aconteceram comigo. Sem o Reiki, tenho certeza de que não teria lidado com elas da forma calma como lidei. Não tenho usado o Reiki quanto gostaria, nem com tanta frequência, mas ele dá um pouco mais de esperança para as situações quando o uso. Ao aplicá-lo em amigos, até mesmo o mais cético não pode deixar de sentir um calor das mãos que geralmente são bem geladas, e também alívio de algumas doenças muito dolorosas.

Ele realmente faz com que pense na vida, como você afeta as pessoas ao seu redor e como os outros afetam você. Faz perceber até as coisas mais pequenas e quão importantes elas são. É dada outra razão para a vida ser especial.

Mudanças Sutis

por Jean Carney

O Reiki mudou minha vida de diversas formas sutis. Ele faz você perceber que tudo na vida tem um propósito, mesmo que esse propósito não esteja claro no momento. Usar o Reiki para a melhoria da minha própria vida e da vida dos outros pode funcionar surpreendentemente rápido. Ele me fez uma pessoa muito mais calma e mais tolerante em relação aos estresses inesperados do dia a dia.

O Nascimento de uma Mestre

por Barbara Ashworth, Mestre de Reiki

Ao longo dos anos, o Reiki sempre aparecia para mim, mas, escolhendo colocar o meu livre-arbítrio em ação, não fiz nada sobre isso! Eu estava trabalhando no meu caminho espiritual com meu guru, Sri Ravi Shankar, então o que eu poderia querer com o Reiki? Achava que estava recebendo tudo o que precisava.

Uma amiga muito querida, que estava interessada em cura por muitos anos, ligou-me um dia e perguntou se eu gostaria de ir com ela a uma palestra de graça sobre Reiki. Pensei que poderia ser interessante, mas não tinha nenhuma expectativa de continuar em frente. Após a palestra, conversamos um pouco e, para a nossa surpresa, descobrimos que só decidimos ir porque cada uma pensou que a outra queria ir! Se soubéssemos disso antes, não teríamos ido! Eu não podia deixar de pensar que, apesar de não querer fazer Reiki com o Mestre que deu a palestra, havia uma razão para eu estar lá e talvez houvesse um Mestre de Reiki certo para mim em algum lugar. Então decidi que, se o professor certo aparecesse, eu faria. Ouvi falar de dois outros Mestres, mas novamente não me senti atraída. Então, uma amiga me mostrou um anúncio sobre uma aula de Reiki que seria dada publicamente. Liguei para a Mestre para saber mais a respeito, ela era muito amigável e "pé no chão". Senti que isso era o certo, então, dentro de semanas, eu estava fazendo o Primeiro Nível.

Nesse ponto da minha vida, duvidava de tudo. Eu precisava de provas de que o Reiki funcionava. Não precisei esperar muito, pois um dia fechei a porta do carro no meu dedo. A dor era insuportável e imediatamente apliquei Reiki no dedo. Após meia hora, não havia mais dor e, no próximo dia, não havia mais hematomas, como se não tivesse acontecido. Algumas semanas depois, quebrei o meu tornozelo. Os médicos decidiram usar uma bandagem firme em vez de gesso, e me disseram para não botar peso nenhum nessa perna. Fiz o que me disseram e apliquei muito Reiki antes da minha segunda visita ao médico duas semanas depois. Um médico diferente me atendeu. Ele tirou a bandagem e não havia nenhum hematoma... Disse-lhe que não sentia nenhuma dor. Ele me pediu para esperar enquanto checava os raios X originais, já que não acreditava que o tornozelo tinha quebrado. Ele voltou muito desconfiado, pois a fratura estava bem visível nos raios X! Eu não duvidei mais do Reiki!

Algumas semanas depois, uma amiga me contou sobre um homem de 43 anos que tinha câncer terminal, e ela perguntou se eu aplicaria Reiki nele. Fui vê-lo e apliquei Reiki todos os dias por três meses. Ele realmente adorava as sessões e sua esposa dizia que ele sempre ficava ansioso pelo tratamento diário. Eu trabalhava principalmente pelas mãos e pés dele, e após duas semanas ele se levantou da cama, sentou no jardim e começou a fazer pequenas caminhadas. Ele ficou bem por um tempo, conseguiu ir até a igreja ver suas filhas no festival da colheita e viajar para Yorkshire para ver sua mãe.

Ele tinha muito medo de morrer; achava que poderia ir durante o sono e algumas noites ele não conseguia dormir por causa do medo, o que dificultava muito sua respiração. Às vezes eu ficava durante a noite e aplicava Reiki, o que o ajudava a se acalmar e começar a aceitar sua situação. O medo uma vez era tão intenso que pedi para minha Mestre mandar uma cura a distância para ele, o que novamente ajudou. Nessa altura, minha Mestre sugeriu que eu fizesse o Segundo Nível para que pudesse usar os símbolos para ajudar o homem que estava tratando. Eu não tinha o dinheiro para isso, mas ela me ensinou mesmo assim, sabendo que eu gostaria muito de ajudar o homem. Aprender o Segundo Nível realmente expandiu minhas habilidades para canalizar o Reiki, e tenho certeza de que a passagem daquele homem teria sido muito mais difícil para ele e sua família se o Reiki não estivesse presente.

Comecei a trabalhar com o Reiki cada vez mais, e muitas pessoas me pediram que lhes mandasse o Reiki. Um dia, uma amiga próxima pediu que eu enviasse o Reiki para sua sobrinha, que havia quebrado a tíbia da perna esquerda. Algumas noites depois, essa amiga me ligou para contar quão feliz a sobrinha estava, pois a dor intensa que estava sentindo havia passado e ela já podia andar sem muletas. Só então me contou que a perna estava tão terrivelmente quebrada que precisou ser fixada por pinos por um cirurgião.

Continuei com a minha prática espiritual, que foi fortemente ampliada pelo Reiki, e eu muitas vezes ajudava minha Mestre de Reiki em exibições, pois sentia que ela havia me dado tanto ao compartilhar o Reiki comigo. Em uma "Exibição da Mente e do Corpo" em particular, minha Mestre deu uma palestra sobre Reiki, à qual muitas, muitas pessoas haviam ido assistir. Fiquei surpreendida pelo nível de interesse no Reiki e de repente percebi que existem tantas pessoas ao redor do mundo que precisam de ajuda e poderiam se beneficiar do Reiki. Então, tive um forte pensamento vindo de algum lugar que dizia: "Não acha que está na hora de se tornar Mestre?". Ao mesmo tempo, sentia-me banhada em felicidade e mentalmente respondi: "Sim". Após um tempo, comecei a duvidar dessa forte intuição, já que eu sabia que seria muito difícil encontrar o dinheiro para o curso de Mestre. Então compartilhei meus pensamentos com uma amiga e ela disse: "Não se preocupe, você sabe que, se a hora for certa, apenas vai acontecer". Eu sabia disso, mas ouvir de outra pessoa me deixou mais aberta a essa possibilidade. Depois da palestra da Mestre, voltei para o espaço onde estávamos demonstrando e compartilhando o Reiki com outras pessoas. No entanto, não conseguia esquecer a ideia maluca de que deveria fazer o meu curso para Mestre naquele mesmo dia; como isso seria possível, eu não sabia.

Mais para o fim do dia, estava mais calmo e fiquei sozinha com a minha Mestre. Ela colocou uma cadeira na minha frente e disse: "Barbara, há uma coisa que gostaria de fazer para você". Sentei na cadeira sem perguntar nada, o que é bem incomum para mim! Eu sabia que ela estava começando a me iniciar e pensei a princípio que poderia ser outra iniciação do Segundo Nível. Porém, após alguns minutos, percebi que era algo muito maior. Eu estava ciente de algo que parecia um funil à minha direita e, através dessa abertura, grupos de símbolos estavam surgindo e me rodeando. Senti-me tão abençoada que chorei até não poder mais. Após essa iniciação para Mestre, levantei, abraçamo-nos e chorei novamente!

No dia seguinte, conversei com a minha Mestre novamente sobre essa experiência e ela disse que, pouco antes da iniciação, haviam lhe dito, por um de seus guias espirituais, que era o tempo certo para fazer a iniciação. Ela disse que não achava o lugar propício, mas novamente haviam dito que tudo estaria no ponto certo, e, posteriormente, antes da iniciação, o espaço ficou bem calmo e silencioso.

Agradeço a Padma O'Gara, minha Mestre de Reiki, do fundo do meu coração, e serei eternamente grata aos divinos Mestres de Reiki por me usarem como um canal do Reiki.

Não Existem Regras

por Keith Beasley, Mestre de Reiki

Muitos Mestres de Reiki apresentam-no como uma série de formas a serem praticadas à medida que são ensinadas. Isso – para mim – não é manter o espírito do Reiki. O Reiki é uma energia viva e em constante mutação, sempre respondendo à realidade do aqui e agora. Sendo assim, não pode ser definido, não pode ser descrito com meras palavras.

Minha formação é em Gestão de Qualidade. Após muitos anos trabalhando com padrões, percebi que leis, regras, padrões, ou como você preferir chamar, são para aqueles sem vontade e incapazes de pensar por si mesmos. Uma vez no caminho do Reiki, aceitamos nossa própria responsabilidade por nossas vidas, distanciamo-nos da necessidade de ter alguém dizendo ou mostrando a forma para ser aberto ao Universo. O Reiki nos ensina a ver a realidade em uma dada situação e agir de acordo. Como pode qualquer conjunto de regras escritas permitir todas as diferentes realidades possíveis que podemos encarar? A autoridade do Reiki não vem de nenhuma associação, nem Grande Mestre, mas da Energia do Reiki. Phyllis Lei Furumoto admitia que, se estiver com dúvidas, você deve ouvir sua voz interior. Quanto mais fazemos isso, mais confiamos no Reiki, no Universo, no nosso eu interior/superior; mais percebemos que essa é a única sabedoria que existe.

Nós nos apegamos a regras apenas por causa do medo. Tendemos a nos apegar aos "deveria e poderia" que a vida joga em nossa direção porque parece mais fácil. Mas será que é? Não a longo prazo. À medida que vamos ficando mais conscientes usando o Reiki, percebemos quantas "regras" permitimos que nos restrinjam. Existem muitos condicionamentos. Quando usamos o Reiki em nossas vidas, livramo-nos das crenças e dos sonhos, e vemos a realidade cósmica. No começo, viver sem a rede de segurança das regras é assustador, mas eventualmente percebemos que o sentimento de vazio que o desapego induz no começo nos leva para a própria liberdade que tanto queremos, a liberdade de apenas "ser", responder com sua mente, corpo e alma ao momento. Sem regras, sem ideias preconcebidas, expectativas ou pressupostos, é isso que o Reiki é – libertação das nossas limitações mentais. Dê boas-vindas à incerteza em sua vida... isso dá a oportunidade aos anjos de realizar milagres.

Reiki e Expectativa

por Karen Stratton, Mestre de Reiki

Um dos aspectos fascinantes do Reiki é o fato de que parece ter uma mente própria. A palavra Reiki pode ser traduzida como "Energia da Força Vital Espiritualmente Guiada". Esse é um nome muito apropriado, já que frequentemente parece trabalhar de uma forma que vai além de nossa expectativa. Isso pode ser frustrante às vezes, quando desejamos "curar" alguma condição específica que trazem até nós. Eu sinto que é importante sempre ter certeza de que o paciente compreende que o Reiki não é direcionado pelo praticante e sempre trabalhará da forma como é melhor para o bem maior do indivíduo, e muitas vezes acontece de forma inesperada!

Na minha experiência, o paciente muitas vezes vem até o Reiki acreditando que os sintomas presentes serão esperançosamente "curados". Eu explico que talvez isso não aconteça. Acredito fortemente que o "Praticante Interno", "Guru Interno" ou "Ser Superior" apresentou esses sintomas para que o indivíduo fosse guiado até o Reiki. O Reiki será exigido em algum momento da vida do ser, talvez para a cura de alguma outra condição física, ou muitas vezes igualmente para curar outros aspectos da vida da pessoa.

As coisas inesperadas que aconteceram na minha própria experiência nunca deixaram de me surpreender e me deixar feliz, como uma jovem que veio para uma cura mental/emocional, porque estava muito infeliz. Ela tinha uma autoestima muito baixa, sentindo-se vítima de suas circunstâncias. No período inicial de seis semanas, já que ela vinha para tratamentos semanais, algo muito inesperado aconteceu. Antes de seu tratamento comigo, havia ido a um ginecologista que descobriu que ela tinha um mioma uterino do tamanho de uma bola de bilhar e precisaria de uma histerectomia. Em razão de uma lista de espera da sua região, foi dito a ela que teria de esperar 18 meses para começar o tratamento. Seu médico pessoal então sugeriu que fosse consultar um especialista em outra região, onde a lista de espera fosse menor. Enquanto esperava pela consulta, ela começou os tratamentos de Reiki comigo e, na terceira ou quarta sessão, experienciou surtos muito poderosos de energia na parte inferior do abdome durante o tratamento; no dia seguinte, sentiu-se extremamente machucada e sensível naquela área. Quando ela eventualmente foi se consultar com o segundo médico, foi-lhe dito que, já que o mioma estava do tamanho de uma bola de gude, ela não iria precisar de cirurgia. Obviamente, isso pode ter outros motivos para ter acontecido, mas as coincidências parecem indicar que foi o Reiki! No caso dessa moça, ela continuou e recuperou seu próprio poder lindamente, tomando, de fato, o controle da sua vida em suas próprias mãos em muitos aspectos.

Outra surpresa se deu com uma garotinha com lúpus. Ela tinha sobrepeso por causa da retenção de líquido. Odiava sua aparência e estava ficando muito deprimida. Seu pai perguntou a mim se o Reiki ajudaria, e eu disse que tinha certeza de que ela se sentiria mais capaz de lidar com a situação, mesmo que a condição propriamente não mudasse. Assim que teve sua primeira sessão, começou a urinar com mais frequência do que fazia por anos; e, durante as próximas seis sessões de Reiki, a retenção de líquido simplesmente foi drenada, deixando-a quase que de volta ao seu peso original e uma jovem muito mais feliz.

Então, houve o caso de outra garota que, após sofrer um grave ataque físico, ficou incapaz de falar sobre o assunto com qualquer pessoa e estava reclusa e extremamente deprimida. Senti que, se ela tivesse muitos tratamentos com o Reiki, isso iria ajudá-la a ficar mais relaxada sobre as emoções e sentimentos em relação ao acontecido e então aceitar algum tipo de aconselhamento adicional ou terapia com hipnose para lidar com o trauma profundo. No entanto, para minha surpresa, após apenas um tratamento, ela foi capaz de recolher os cacos da sua vida novamente e, algumas semanas depois, já não precisava de tratamento. Percebi que ela talvez precisasse de mais ajuda a longo prazo, mas o ponto é que o Reiki funcionou de forma inesperada outra vez.

Existem inúmeros exemplos que poderiam entrar neste artigo, tanto de experiências pessoais como de estudantes meus e outros praticantes de Reiki. Somos ensinados a confiar na sabedoria interna do Reiki. Isso nunca fará mal e sempre funcionará da forma certa para as principais necessidades do indivíduo e seu bem maior. Mas, como humanos, podemos nos esquecer disso, às vezes, e então seremos culpados por desejar um resultado específico.

Talvez a lição aqui, quando falamos do Reiki e o que ele pode proporcionar, é ESPERAR O INESPERADO, ou, provavelmente muito mais apropriado, NÃO TER EXPECTATIVAS e deixar o poder de cura do Reiki trabalhar em seus próprios meios misteriosos e incríveis.

Reiki à Mão – Fundição

por Teresa Collins, Mestre de Reiki
De seu livro *Reiki at Hand*, publicado por Collins Press, Irlanda

Antes de começar a praticar o Reiki, estudei a meditação budista Vispassna por dois anos, e achei muito transformadora e útil quando a questão era identificar o que estava acontecendo comigo mesma. Eu era capaz de diferenciar o que pertencia a mim e o que pertencia ao paciente de forma bem rápida durante cada sessão de Reiki. É de grande ajuda realmente sentir os sintomas do paciente, tanto de um ponto de vista acadêmico como humanitário. Uma vez que reconheço que algo acontecendo dentro de mim pertence ao paciente, agradeço a energia trazendo essa informação para minha atenção e, se isso não some bem rápido, simplesmente a domino com as minhas cordas dominadoras. Se os sintomas ficam comigo por um tempo após a sessão acabar, é geralmente algo que estou curando dentro de mim.

Como é possível para o praticante experienciar os sintomas do paciente? Durante uma sessão de Reiki, a energia do paciente e do praticante se tornam uma. Isso significa que, se a mente do paciente é hiperativa, a mente do praticante também terá uma tendência a se tornar hiperativa. Se o paciente estiver deprimido, o praticante também pode se sentir assim. Se o paciente possuir um problema no coração, o praticante pode perceber seu próprio coração agindo de forma diferente. Nem todos os sintomas vão ser percebidos pelo praticante, mas apenas aqueles sintomas que a energia sente ser importante que o praticante fique ciente.

Às vezes os sintomas são sentidos pelo praticante sem o paciente saber. Uma vez tratei uma mulher que havia caído da escada na noite anterior enquanto dormia, e durante a sessão de Reiki me senti bastante enjoada. Falei-lhe isso após a sessão e disse que ela estava em choque e deveria se deitar um pouco. Ela insistiu que estava perfeitamente bem. Uma hora depois, ela percebeu que realmente estava se sentindo transtornada e enjoada e permaneceu assim por 24 horas. A mulher me contou depois que havia sido criada para ser uma "estoica" e era muito difícil para ela sentir qualquer tipo de "fraqueza".

O processo em que o praticante sente os sintomas do paciente é chamado de "fundição". Nenhuma doença ou disfunção duradoura deve ser absorvida pelo praticante. Por exemplo, se um paciente chega a um praticante com artrite em suas costas, o praticante pode sentir a dor em suas próprias costas por alguns minutos durante o tratamento, mas não irá desenvolver uma artrite como resultado de aplicar o tratamento.

Autotratamento, Maestria e Transformação
por Claire M. Ray, bacharel em Ciências
Mestre de Reiki Usui e Karuna, Mestre de Seichem

Em janeiro de 1990, fui diagnosticada com câncer de mama; eu tinha 42 anos. Assim que saí do hospital, após a mastectomia, uma amiga me levou a uma reunião do *Cansurvive*, um grupo de apoio de língua inglesa da Fundação do Câncer de Hong Kong. Lá, um jovem estava aplicando uma cura em uma mulher que havia perdido sua perna para o câncer ósseo. Depois que ela disse: "Eu me sinto muito melhor agora", ele perguntou se mais alguém estava se sentindo mal de alguma forma. Eu teria levantado a mão se pudesse, mas minha cicatriz de 30 centímetros não permitiu. No decorrer das próximas semanas, ele foi à minha casa três vezes para aplicar Reiki em mim e também mandou Reiki a distância duas vezes. Quando vi o cirurgião novamente para um *check-up*, ele disse que não acreditava quão rápido a cicatriz havia cicatrizado e quão pouco incômodo eu sentia.

Em março, uma Mestre de Reiki chamada Esther Valle (agora Esther Veltheim) veio da Austrália e eu fiz o Nível 1 com ela. Que diferença fez o Reiki para o meu processo total de cura – eu jurei ajudar o maior número de pessoas possível com o Reiki. Depois, fui para o Reino Unido por dois meses para renovar minha casa e passar uma semana no Centro de Assistência para o Câncer de Bristol, um lugar incrível, cheio de energia de cura e amor. Então, passei apenas três dias em Hong Kong antes da mudança, com meu marido e minhas filhas, para Singapura. Ainda estávamos morando no hotel quando um fax de Esther chegou dizendo: "Estou chegando semana que vem, você quer fazer o Nível 2?". É claro que queria. Essa seria a primeira das cinco aulas que fiz do Nível 2, com diferentes Mestres, nos três anos seguintes. Em agosto de 1994, completei meu treinamento para Mestre com William Rand, na Escócia. No caminho de volta a Hong Kong, parei na Inglaterra para ensinar e iniciar minha mãe, minha tia e diversos amigos. Comecei a escrever meus cursos na longa jornada de avião e tenho dado aulas de Reiki desde então, em Hong Kong, Singapura, Reino Unido e Estados Unidos.

Uma vez um paciente com uma doença incurável veio até mim. Eu e uma amiga do Reiki passamos uma hora trabalhando nele. Ela se sentou próximo à sua cabeça e eu próximo aos pés, aplicando Reflexologia e Reiki. Por meia hora vimos um fio de luz dourada percorrendo ambos os lados do corpo dele e um anjo apareceu ao seu lado. Quando minha amiga teve de ir, o paciente estava dormindo; então, o deixamos e fomos silenciosamente para a porta. Dez minutos depois, a música parou. Eu percebi que o anjo havia descido até os pés do paciente e senti o anjo continuar sem a minha ajuda. Após um tempo, o anjo sumiu e eu toquei gentilmente um sino tibetano para simbolizar o fim da sessão, Quando o paciente acordou um tempo depois, ficou surpreso em me ver próximo à sua cabeça, já que ele achava que eu ainda estava trabalhando em seus pés. Ele ainda sentia o toque do anjo. Ele agora está completamente recuperado.

Há muitos anos, meu pai idoso estava morrendo. Minha mãe, minha tia e eu estávamos reunidas ao redor de seu leito no hospital, todas aplicando Reiki através de suas mãos e de seus pés. De repente ele ficou agitado, como se estivesse tentando empurrar nossas mãos para longe. Perguntei aos meus anjos qual era o motivo para isso e recebi a resposta de que deveríamos desapegar, para que então ele desapegasse e se libertasse do corpo terreno. Estávamos segurando-o na Terra. Então, retiramos nossas mãos e em cinco segundos seu espírito deixou o corpo.

A Primeira Vez

por Pam Green, Mestre de Reiki

Tendo trabalhado com a energia do Mestre de Reiki por quase 12 meses, decidi que já entendia o suficiente para me sentir confortável em passar o dom do Reiki para outra pessoa. Tão logo decidi que estava pronta, outra pessoa chegou à mesma conclusão e eu conheci minha primeira aluna! Já que ela não tinha praticamente nenhuma experiência em cura natural, começamos em um ritmo constante e calmo, até o dia da iniciação dela, a primeira para nós duas.

Quando posicionei minhas mãos em seus ombros para perguntar silenciosamente se ela estava pronta, a tensão era óbvia. Então ouvi uma batida forte na porta e pedi licença por um momento. Eu havia colocado um aviso na porta para não ser incomodada. Abri a porta e vi uma cigana. Antes que ela pudesse começar o discurso usual, eu simplesmente disse: "Desculpe, estou trabalhando". Para minha surpresa, ela virou de costas e quase voou pelo caminho que levava até a minha porta da frente.

Quando voltei para a sala de Reiki, pedi desculpas pela interrupção e coloquei minhas mãos novamente nos ombros dela. Toda a tensão havia desaparecido e ela foi iniciada no Primeiro Nível do Reiki com a mesma gentileza especial que caracterizava nossos encontros... Depois, conversamos sobre a experiência e ela confirmou que antes da batida ela sentia seus ombros na altura das orelhas, mas aquela sensação havia ido embora quando voltei para a sala. Quando pedi para escolher algo para dar sua primeira cura com as mãos, ela escolheu uma planta bem grande que ficava no canto da sala de Reiki!

Nós combinamos de nos encontrar dois dias depois, e eu estava curiosa para saber como ela estava lidando com o Reiki no sistema dela... Sábado havia sido o dia da iniciação. Domingo era seu dia típico de lavar roupas e, para uma pessoa com uma família e um emprego integral fora de casa, isso sempre tomava um tempo substancial em sua vida. A máquina de lavar se recusava a funcionar. Ela estava furiosa.

Não havia chance de chamar um mecânico. O marido dela chegou em casa após beber na hora do almoço, tanto desagradável quanto pouco prestativo... ela ficou parada na cozinha pensando o que poderia fazer. Então um pensamento brotou em sua mente: "Eu sei, vou dar um tratamento de Reiki". Ela admitiu sentir-se extremamente ridícula e um tanto constrangida de estar na cozinha com suas mãos em cima da máquina de lavar, chamando o Reiki para ajudá-la nessa situação.

Eu não estaria contando esta história se não tivesse um fim feliz! A máquina decidiu funcionar quanto foi necessário naquele domingo; e mais tarde na semana ela chamou um serviço de reparo mais convencional, mas considerou que o Reiki desempenhou seu papel quando realmente necessário.

Algo que ela não havia reparado até que eu lhe disse foi que ela havia dado um precioso presente para uma Mestre de Reiki iniciante. Eu não tinha necessidade de me preocupar em desempenhar meu papel para outra pessoa, para o Reiki. Eu realmente me senti muito abençoada por ter consigo um começo tão bom para a minha nova carreira.

Viciado em um Rostinho Bonito
por Keith Beasley, Mestre de Reiki

Decidi aplicar Reiki, porque pensei que poderia oferecer um fim para meus vícios. Eu havia percebido alguns anos antes que era sensível demais a um "par de olhos brilhantes". Receber um sorriso gentil dos olhos solteiros, profundos, claros e femininos era o suficiente para que eu morresse de paixão. Bem patético, mas, quando você é criado à base de filmes românticos de domingo à tarde e aprende que a vida é amar e ser amado, o que mais um cara solteiro pode fazer?

Três anos de Reiki intenso em mim mesmo e ensinando os outros como Mestre me proporcionaram muitas respostas. Por exemplo, não existe resposta simples! Eu, de alguma forma, absorvi a ideia de que o amor romântico era o único que existia. ERRADO! Reiki é Amor, e pode ser aplicado em qualquer e todas as circunstâncias. Na minha prática do Reiki, descobri que o ato do amor, o compartilhamento dele, era pleno e incrível com amigos, estudantes, família, natureza, comigo e todo o restante. Aos poucos percebi que, enquanto compartilhar o amor com uma garota especial é a única forma de dividir um dos aspectos mais íntimos e intensos do Amor, existem muitas, muitas outras formas disponíveis para nós. Quanto mais eu dividia, mais recebia e menos importante ficava ter um rostinho bonito por perto.

Tão importante para mim foi aprender a habilidade de não se deixar afetar pelas frustrações do cortejo. O Reiki, com a ajuda de amigas especiais, ensinou-me que nunca podemos confiar completamente em outra pessoa para satisfazer nossas necessidades, mas podemos confiar no Universo. Quando uma "pessoa amada" não telefona, sei que tenho outra fonte de amor a todo momento – o Reiki. Eu não diria que as lições foram fáceis – longe disso –, mas o Reiki me permitiu encarar meu vício e trabalhar com ele para que agora eu goste de estar com um rostinho bonito sem me "acabar". O Reiki traz essa perspectiva, a completude. Ele me ajudou a ver que, como o grande Freddie Mercury cantou, "Nada realmente importa".

Minha História do Reiki

por Sheila Sellars, bacharel em hipnoterapia,
Mestre de Reiki e hipnoterapeuta clínica

Uma amiga no trabalho, que tinha os mesmos interesses que eu e também frequentava a Igreja Espiritualista, contou-me sobre alguns americanos que visitaram uma Igreja Espiritualista local há um tempo e um tipo de cura que ensinavam, chamado Reiki. Eu nunca havia ouvido falar sobre isso, mas ela disse que qualquer pessoa poderia praticá-lo, o que eu achei um pouco difícil de acreditar na época! Isso foi por volta de 1992.

Comecei a ir a esta Igreja Espiritualista com a minha amiga regularmente. Gostávamos bastante dos sermões e, então, uma noite eles anunciaram que os americanos iriam voltar para ensinar o Reiki. Um centro havia sido aberto bem próximo dali e ofereceria terapias alternativas por algumas pessoas envolvidas na Igreja, e os americanos iriam ensinar a Cura do Reiki nesse centro. Eles retornaram para oferecer às pessoas que haviam feito o Primeiro Nível a chance de fazer o Segundo Nível, e alguns que tinham feito o Segundo Nível agora teriam a oportunidade de fazer o Reiki Avançado. Eles também estavam oferecendo o Primeiro Nível do Reiki para novos alunos.

Uma palestra promocional estava sendo dada no centro, então eu e minha amiga fomos ver o que era tudo isso. Fiquei bem impressionada pela energia que conseguia sentir e, mesmo sendo um pouco cética, decidi que faria o curso do Primeiro Nível, só para ver como era. Não tinha intenção nenhuma de levar isso adiante, eu não fazia ideia!

Fiz o Primeiro Nível do Reiki naquele fim de semana e fiquei totalmente admirada com a forma como me senti. Eu estava no ar depois da primeira manhã de aulas. Voltei para o segundo dia e ainda estava me sentindo bem. Isso abriu um caminho totalmente novo para mim, mas ainda não havia percebido. Comecei a ver cores que nunca havia visto antes com os meus olhos fechados! Tive uma das melhores experiências da minha vida uma semana depois.

Foi decidido distribuir os certificados para todos na Prefeitura da cidade. Isso daria a chance para diferentes níveis de estudantes do Reiki se encontrarem, meditarem e trocarem Reiki. Minha Mestre de Reiki nos conduziu por uma meditação e eu amei a música que ela colocou; essa música me lembrou do deserto, bastante areia e grama seca rolando. Estava pensando nisso quando, de repente, absolutamente congelei de frio de um lado, o lado esquerdo, eu acho; meu lado direito permaneceu da mesma forma, então senti minha cadeira saindo do chão. É claro que não saiu, mas foi assim que senti! Então vi um homem chinês, um mandarim, eu acho, que ficou parado atrás de mim, mas não falou nada, apenas ficou lá por um tempo. Ele usava uma túnica laranja, com grandes mangas penduradas. Não vi suas mãos, pois elas estavam dentro das mangas; ele usava um chapéu que tinha uma pequena ponta em cima, com quatro seções de tecido, e era arredondado dos lados, um chapéu mandarim, acho. Ele não ficou lá por muito tempo, mas que sensação brilhante foi na hora, algo que eu nunca vou esquecer. Presumo que ele tenha se apresentado para ser meu guia, e eu o agradeço muito por isso. penso muito nele. Chamo-o de sr. Chang; não sei se é o seu nome certo, mas percebo que ele sabe que sou eu quando estou falando com ele, e ele me ajuda mesmo.

Fiquei muito contente com a energia do Primeiro Nível, então decidi fazer o Segundo Nível e novamente não achei que levaria mais adiante ainda; primeiro, era caro demais para mim que considerasse virar Mestre na época. Eventualmente fiz o curso para Mestre, em razão de uma amiga médium que me ligou dizendo que seus anjos haviam dito que eu precisava fazê-lo. Mesmo assim, pensei bastante por causa do custo, mas ela ficou sabendo que o curso estava sendo oferecido por um preço bem reduzido em Glastonbury, por outra mulher americana; então, aceitei a oferta em janeiro de 1995. Desde essa época, já vi muitas e algumas coisas diferentes aconteceram comigo, mas posso dizer que realmente estou espantada com o progresso que sinto ter feito desde que experienciei o Reiki física, mental e espiritualmente, apesar de sempre ter sentido que eu era bem espiritualizada. Uso o Reiki todos os dias, de alguma forma.

Considero que o Reiki é uma ferramenta incrível no processo de cura natural e que, de forma bem sutil, guia você pelo caminho certo do seu destino. Desde então já treinei muitas pessoas nessa arte antiga, e sempre me surpreendo e me encanto com a plenitude e alegria delas ao dar o próximo passo na evolução pessoal. Sinto uma grande ligação com meus alunos, e é um privilégio ensiná-los.

As iniciações, eu acho, afetam as pessoas de formas diferentes. Algumas não veem nem sentem nada naquele momento, e outras veem e sentem muitas coisas diferentes. Eu sempre falo para meus alunos que a iniciação é algo pessoal e o que quer que aconteça é o certo para eles naquele momento.

Tratei animais com a energia e percebi que aceitam bem naturalmente e parecem apreciar. Eles tendem a voltar para mais, e simplesmente vão embora quando já receberam o suficiente!

Quando minha neta nasceu, sua cabeça era um pouco deformada, porque ficou presa no canal vaginal por um tempo. A parteira falou que demoraria umas dez semanas para ela voltar ao normal; então, depois de duas semanas, pensei em desenhar os símbolos do Reiki em sua cabeça para ver o que acontecia. Dentro de uma semana sua cabeça voltou ao formato normal. A parteira não acreditava! Mais uma vez o Reiki fez milagres.

O Reiki nem sempre recebe o crédito pelo bem que faz. Houve tempos em que pessoas com atitudes endireitadas foram beneficiadas pela energia, mas deram crédito a outra coisa. Por exemplo, eu sei quando a respiração de alguém melhorou e a pessoa responsabiliza o tempo! Tudo bem, o que importa é que a pessoa sendo tratada progrida. Precisamos aprender a ser tolerantes, todos estamos em um estágio diferente dentro do programa da vida.

Também descobri, com o Reiki, que fui levada a conhecer outras coisas, apesar de que no momento eu não sabia para onde isso estava me levando! As coisas parecem simplesmente se encaixar quando a hora é certa. Digo para essas pessoas que também estão nessa situação que continuem e tudo será revelado.

Minha visão pessoal é de que a energia do Reiki deveria ser cultivada e valorizada. Não concordo com as pessoas que pensam que deveria custar quase nada; concordo que a energia deve estar disponível para quem quiser, mas a um custo que as ajude a apreciar e trabalhar com ela de forma verdadeiramente amorosa.

O Reiki realmente fez uma diferença na minha vida e na dos meus estudantes. Acho que sempre serei surpreendida pela energia.

11

O Bom Coração

Estamos vivendo em tempos de incríveis oportunidades para o progresso e a mudança positiva. Relativamente falando, poucas pessoas possuem uma oportunidade especial de ajudar muitos.

O Reiki está ajudando a mudar o mundo. Essa revolução silenciosa e pacífica está afetando a todos, não apenas aqueles que o praticam. Quando decidimos aprendê-lo e usá-lo regularmente, estamos fazendo algo muito especial e significativo com nossas vidas, algo que também beneficiará muitas gerações futuras.

À medida que desenvolvemos nossa intenção de andar pelo caminho da vivência do Reiki, em direção à sabedoria e à autopercepção, como dr. Mikao Usui fez, o mundo inteiro irá se tornar pacífico, cultivador e uma comunidade unida. Quando mais pessoas escolhem carregar a luz do Reiki, independentemente de raça ou religião, motivadas pelo desejo de ajudar os outros, como dr. Usui fez, então essa luz irá se espalhar e tocar o coração e a mente de todos os seres vivos, eventualmente ajudando a acabar com a ignorância, a opressão e o sofrimento, não importando onde apareçam.

Existem muitos caminhos para o crescimento pessoal, a cura e a felicidade interna. O Reiki é um deles e pode expandir todos eles. O Reiki vive da honestidade, do bom coração e da disposição para aprender. Se você quer aproveitar o Reiki ao máximo, apenas seja você mesmo, siga seu coração, aprenda com suas experiências, e o Reiki levará o caminho ao seu alcance. A experiência pessoal com o Reiki é muito mais valorizada do que qualquer tentativa de explicar sua origem ou categorizá-lo. Use. Brinque. Compartilhe. Cometa erros com ele.

Apenas dessa forma você descobrirá seu próprio potencial, e a oportunidade que o Reiki traz para você ser tudo o que você é.

Todas as respostas para todos os problemas que vamos encontrar estão guardadas dentro da nossa própria mente. Com a vontade de mudar, podemos usar o Reiki para tatear pelos recursos infinitos que temos dentro de nós e gradualmente ir retirando as camadas de confusões e erros que colorem a forma como vemos a "realidade".

Buda ensinou que "tudo depende da mente". Dizemos que a felicidade depende da mente, não de fatores externos. Compreender essa verdade simples é a chave para resolver todos os nossos problemas. Se começarmos a caminhar por esse caminho da compreensão, com a ajuda do Reiki, isso nos levará a um contentamento cada vez maior, paz interior e habilidade de verdadeiramente ajudar os outros. Nada é mais precioso que a vontade de mudar para melhor e aprimorar a qualidade da nossa própria vida e da vida dos outros, ao perceber nossa própria natureza verdadeira.

O desejo principal de todos os seres vivos é encontrar a felicidade duradoura. Se perseguimos nosso objetivo de felicidade interna completa, motivados pelo desejo de compartilhar essa riqueza infinita com os outros, então não existe propósito maior para nossas vidas. Isso é viver o Reiki.

Consagração

Ao Bem Maior para todos os seres vivos.

Apêndice 1:

Meditação

A demanda por uma solução duradoura para problemas como estresse e ansiedade, criados pela natureza "material" da sociedade de hoje, levou à formação de grupos de meditação por quase todas as cidades e estados. Esses grupos variam em conteúdo e origem espiritual, então é importante encontrar um com o qual você se sinta confortável, um que seja comandado por um professor totalmente qualificado e um que ensine um caminho reconhecido e correto, verdadeiro às origens da meditação.

Meditação budista

A maior parte dos grupos de meditação pode traçar suas origens ao Buda, que viveu mais de 2 mil anos atrás. Ele nasceu em uma das famílias reais mais ricas e poderosas na Índia e passou os primeiros 29 anos de sua vida como um príncipe. No entanto, apesar de possuir toda a saúde, riqueza e bons relacionamentos que pudesse querer, ele ainda se sentia incompleto e ainda podia ver nos outros uma grande necessidade por uma solução real para os problemas da vida. Finalmente ele compreendeu que a maior parte das pessoas busca a felicidade nos lugares errados! Ele se sentiu seguro de que a felicidade duradoura verdadeira só poderia ser encontrada pela compreensão e pelo desenvolvimento da mente. Ele decidiu desistir de sua herança e devotar o restante de sua vida à busca do último estágio possível de sabedoria e felicidade, para que pudesse compartilhar isso com os outros. Todos os ensinamentos de Buda eram registrados e passados adiante; até os dias de hoje temos uma linhagem pura e contínua do caminho para a iluminação plena.

Nova Tradição Kadampa

A Nova Tradição Kadampa (NTK) é uma das maiores organizações internacionais budistas. Estabelecida em 1976 pelo mestre de meditação tibetano Geshe Kelsang Gyatso Rinpoche, seu propósito é "apresentar a principal corrente dos ensinamentos budistas de forma que seja relevante e imediatamente aplicável no estilo de vida ocidental contemporâneo". A maior parte das cidades no Reino Unido possui um centro residencial ou grupo de meditação da NTK, e muitos mais estão abrindo nos Estados Unidos, na Europa e em outros lugares. (Veja o apêndice 2 para livros de Geshe Kelsang Gyatso sobre Budismo e a prática budista.) Para encontrar o centro budista mais próximo, ou se você gostaria que um professor desse uma palestra introdutória sobre Budismo na sua região, por favor, entre em contato:

Contato principal:
New Kadampa Tradition
Conishead Priory
Ulverston
Cumbria
Inglaterra
LA12 9QQ
Tel./fax: 01229 588533 (dentro do Reino Unido)
E-mail: Kadampa@dircon.co.uk

Contato nos Estados Unidos:
Kadampa Tradition
Kadampa Meditation Center
47 Sweeney Rd.
P.O. Box 447
Glen Spey, NY 12737
Tel.: (914) 856-9000
Ligação gratuita: 1-877-KADAMPA (1-877-523-2672)
E-mail: KadampaCenter@aol.com

Apêndice 2:

Livros sobre Budismo

*T*odos os livros seguintes foram escritos por Geshe Kelsang Gyatso e publicados por Tharpa Publications.

Para iniciantes e praticantes experientes:

Buddhism: A Beginner's Guide

Introduction to Buddhism: An Explanation of the Buddhist Way of Life

The Meditation Handbook: A Practical Guide to Meditation

Universal Compassion: Transforming Your Life Through Love and Compassion

Eight Steps to Happiness: The Buddhist Way of Loving Kindness

Joyful Path of Good Fortune: The Complete Buddhist Path to Enlightenment

Meaningful to Behold: The Bodhisattva's Way of Live

Existem muitos outros títulos mais avançados e aprofundados sobre o Budismo disponibilizados pela Tharpa Publications. Eles também produzem reproduções de arte budista, fitas, livros com áudio e livros em braile. Para obter um catálogo, favor entrar em contato:

No Reino Unido:
Tharpa Publications
Kilnwick Percy Hall
Pocklington
York, YO4 2UF
Reino Unido
Tel.: 01759 306446
Fax: 01759 306397
E-mail: tharpa@tharpa.com
Site: http://www.tharpa.com

Nos Estados Unidos:
Tharpa Publications
P.O. Box 1104
Haddonfield, NJ 08033-1044
Tel.: (609) 869-0903
Fax: (609) 869-4858
E-mail: tharpaus@aol.com
Site: http://www.tharpa.com

A Tharpa Publications também possui escritórios e lojas em muitos outros países.

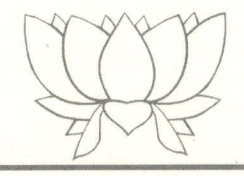

Apêndice 3:

The Reiki Association e Reiki Alliance

A Associação proporciona uma revista trimestral, informações sobre os locais de Troca do Reiki e outros eventos da comunidade Reiki, uma linha de apoio Reiki e a Reiki Outreach International, que foi estruturada para organizar grupos de cura a distância para situações mundiais, como fome, guerra, pobreza e outros conflitos globais, crises ou "questões".

The Reiki Association
Cornbrook Bridge House
Clee Hill
Ludlow
Shropshire
Inglaterra SY8 3QQ
Tel./fax: 01584 891197
E-mail: reikiassoc_admin@compuserve.com

The Reiki Alliance
P.O. Box 41
Cataldo, ID 83810 USA
Tel.: (208) 682-3535

Fax: (208) 682-4848
E-mail: 75051.3471@compuserve.com

The Reiki Alliance
Postbus 75523 1070 AM
Amsterdã
Holanda
Tel.: 31 20 6719276
Fax: 31 20 6711736
E-mail: 100125.466@compuserve.com

UK Reiki Federation
P.O. Box 261
Wembley, HAO 4FP
Inglaterra
E-mail: enquiry@reikifed.co.uk
Site: http://www.reikifed.co.uk

Nota do Editor

A Madras Editora não participa, endossa ou tem qualquer autoridade ou responsabilidade no que diz respeito a transações particulares de negócio entre o autor e o público.

Quaisquer referências de internet contidas neste trabalho são as atuais, no momento de sua publicação, mas o editor não pode garantir que a localização específica será mantida.

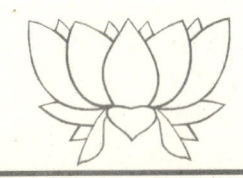

Índice Remissivo

A

Aromaterapia 6, 79, 92, 111
árvores 32, 33, 67, 115, 173
aura 11, 66, 91, 115, 116, 120, 121, 124

B

bem maior, o 10, 28, 29, 55, 72, 75, 79, 80, 81, 82, 86, 88, 93, 94, 114, 117, 119, 123, 125, 127, 141, 142, 143, 149, 165, 167, 169, 172, 173, 175, 181, 186, 187
Buda Avalokiteshvara 171
Buda Manjushri 171
Buda Medicinal 171, 172
Buda (Shakyamuni) 42
Budismo 7, 13, 16, 23, 28, 32, 40, 95, 150, 152, 155, 200, 201, 202

C

caminho do meio, o 11, 67, 85, 99, 145, 148, 159
Canadá 50
carma 12, 28, 68, 118, 123, 145, 155, 157, 160, 171, 174
chacras 10, 65, 66, 90, 91, 115
compaixão 6, 12, 24, 25, 34, 35, 41, 43, 46, 76, 79, 81, 82, 84, 86, 97, 118, 141, 143, 144, 147, 148, 162, 170, 171, 173, 174, 177
consagração 172
consciência 32, 33, 34, 35, 41, 42, 43, 47, 51, 55, 67, 76, 81, 82, 95, 96, 97, 98, 140, 141, 143, 144, 145, 146, 147, 151, 153, 156, 162, 165, 166, 168, 169, 176, 177
cristais 32, 33, 79, 92, 115, 120
cura interna 41, 71, 93

D

desintoxicação 69, 70, 71
Deus 23, 26, 33, 35, 40, 43, 48, 97, 149
distrações 84, 90, 91, 143, 168
DNA 140
doenças 12, 19, 20, 42, 57, 58, 95, 96, 127, 139, 145, 156, 157, 167, 181

E

energia consciente 9, 32
Energia da Força Vital 17, 31, 32, 33, 34, 42, 43, 63, 65, 67, 76, 120, 170, 173, 186

F

fé 10, 40, 41, 43, 47, 80
felicidade interna 85, 99, 148, 153, 160, 197, 198
　treinando a 176
Florais de Bach 32, 92
Furumoto, Phyllis Lei 39, 50, 55, 185

G

Grandes Mestres Ocidentais 15
guerra mundial 47

H

Havaí 47, 48, 49
Hayashi 5, 37, 46, 47, 48, 49, 53

I

Imperador Meiji 46

J

Japão 6, 10, 15, 31, 37, 38, 40, 41, 46, 47, 48, 49, 51, 52, 53, 56, 57, 141
Jesus 39, 40, 41, 170

K

Kyoto 41, 42, 44, 45, 47

L

lápide 10, 46, 47, 56, 59, 141
libertação emocional 69, 112

M

mente 11, 12, 17, 20, 22, 31, 32, 33, 34, 36, 37, 42, 43, 44, 47, 56, 58, 61, 64, 65, 67, 69, 70, 75, 76, 77, 78, 79, 80, 81, 83, 84, 85, 86, 90, 92, 95, 96, 97, 98, 99, 113, 116, 118, 119, 120, 127, 128, 139, 140, 143, 144, 145, 146, 147, 148, 149, 150, 151, 152, 153, 155, 156, 157, 159, 160, 161, 162, 163, 166, 167, 168, 169, 170, 171, 173, 174, 175, 176, 185, 186, 188, 191, 197, 198, 199
Mitchell, Paul 51
morte 18, 28, 31, 47, 48, 49, 50, 62, 84, 129, 148, 149

N

natureza interna 12, 35, 76, 95, 126, 158, 159
Nova Tradição Kadampa 13, 200

P

Petter, Frank Arjava 10, 52, 53, 59
potencial ilimitado 35

R

raça humana 84
Reflexologia 6, 79, 119, 189
Reiki
  Alliance 13, 62, 72, 203, 204
  Association 13, 55, 62, 72, 203
  autotratamento 11, 20, 21, 22, 68, 87, 88, 90, 92, 95, 97, 98, 111, 118, 120, 143, 144, 168, 169, 179, 180, 181
  Avançado 10, 27, 61, 74, 193
  comunal 10, 77
  empoderamentos 10, 63, 69, 91
  essência do 15, 34, 35, 54, 126
  forma 4, 16, 17, 19, 20, 22, 25, 27, 29, 32, 33, 34, 35, 36, 37, 38, 39, 41, 46, 48, 50, 51, 54, 55, 56, 61, 62, 64, 67, 68, 70, 71, 72, 73, 75, 77, 78, 79, 81, 84, 85, 86, 88, 91, 92, 93, 95, 96, 97, 99, 101, 102, 107, 113, 114, 115, 118, 119, 122, 124, 125, 126, 127, 128, 129, 130, 131, 135, 138, 140, 141, 142, 146, 147, 149, 150, 151, 152, 153, 155, 156, 157, 158, 159, 160, 165, 166, 168, 169, 170, 171, 172, 173, 174, 175, 176, 179, 180, 181, 185, 186, 187, 188, 189, 192, 193, 194, 195, 198, 200
  história do 37, 46, 52, 54, 56
  iniciações 20, 63, 65, 68, 69, 73, 74, 87, 97, 194
  intenção 11, 18, 22, 26, 27, 45, 46, 47, 64, 68, 72, 76, 77, 78, 81, 86, 88, 89, 90, 92, 93, 94, 114, 117, 118, 120, 121, 123, 124, 125, 127, 141, 142, 144, 149, 151, 156, 165, 166, 167, 169, 172, 173, 174, 175, 193, 197
  Mestres 5, 15, 35, 37, 38, 46, 49, 50, 51, 54, 62, 63, 182, 184, 185, 189

Primeiro Nível 10, 19, 20, 21, 22, 27, 38, 61, 63, 65, 68, 69, 70, 72, 73, 75, 87, 93, 117, 125, 127, 182, 190, 193
princípios originais 144
Segundo Nível 10, 22, 23, 26, 27, 49, 61, 73, 74, 118, 179, 183, 184, 193
sono 21, 27, 70, 91, 94, 95, 98, 112, 120, 169, 183
tratando os outros 168
Troca do 10, 72, 77, 203
Rinpoche 5, 200

S

sabedoria 6, 12, 13, 24, 29, 33, 34, 35, 40, 43, 46, 49, 62, 64, 76, 77, 79, 81, 82, 84, 86, 90, 96, 99, 118, 119, 124, 141, 143, 144, 145, 148, 150, 152, 157, 159, 161, 164, 165, 168, 170, 171, 173, 174, 176, 177, 185, 187, 197, 199
sânscrito 42

T

Tai Chi 76, 117
Takata, Hawayo 5, 16, 33, 37, 47, 48, 49, 50, 64, 151
Terra Pura 9, 34

U

Usui 5, 10, 15, 19, 23, 31, 35, 38, 39, 40, 41, 42, 43, 44, 45, 46, 47, 48, 52, 53, 54, 56, 57, 58, 59, 62, 77, 87, 98, 141, 149, 155, 171, 189, 197

V

Vento Puro 9, 34
Vento Sutil 34, 115

Y

Yoga 76, 117